口腔疾病
预防与保健

KOUQIANG JIBING YUFANG YU BAOJIAN

主编 吴占敖 何咸兵 许 红 戴 卓

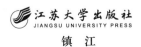

江苏大学出版社
JIANGSU UNIVERSITY PRESS

镇 江

图书在版编目（CIP）数据

口腔疾病预防与保健/吴占敖等主编. -- 镇江：
江苏大学出版社，2024.1
ISBN 978-7-5684-1934-5

Ⅰ．①口… Ⅱ．①吴… Ⅲ．①口腔疾病－防治②口腔
－保健 Ⅳ．①R78

中国版本图书馆 CIP 数据核字（2022）第 254594 号

口腔疾病预防与保健

主　　编/吴占敖　何咸兵　许　红　戴　卓
责任编辑/仲　蕙
出版发行/江苏大学出版社
地　　址/江苏省镇江市京口区学府路 301 号（邮编：212013）
电　　话/0511-84446464（传真）
网　　址/http：//press. ujs. edu. cn
排　　版/镇江文苑制版印刷有限责任公司
印　　刷/江苏扬中印刷有限公司
开　　本/890 mm×1 240 mm　1/32
印　　张/6. 5
字　　数/185 千字
版　　次/2024 年 1 月第 1 版
印　　次/2024 年 1 月第 1 次印刷
书　　号/ISBN 978-7-5684-1934-5
定　　价/30. 00 元

如有印装质量问题请与本社营销部联系（电话：0511-84440882）

本书编委会

主　编	吴占敖	何咸兵	许　红	戴　卓
副主编	王种德	封　岩	楼燕凤	孙　敏
	宣志刚			
编　委	丁广和	马静媚	王　丽	王　洁
	王小龙	王春凤	王家伟	王菲菲
	邓亚楠	朱云睿	刘　姒	汤佳凤
	孙仁杰	贡燕萍	李敏生	吴　刚
	吴晓亮	吴凌云	汪家斌	沈　东
	沈从文	张世文	张苏娜	张浩然
	陈　静	陈祖贤	邵　靖	孟凡文
	侯笑秋	姜　涛	姜一锋	徐金科
	殷　峰	高　宇	蒋烨凡	

目录 | CONTENTS

第三篇　口腔颌面部外科疾病防治

第四篇　口腔修复学

第五篇　错𬌗畸形

第六篇　口腔卫生保健

第一篇

口腔颌面部解剖及临床检查

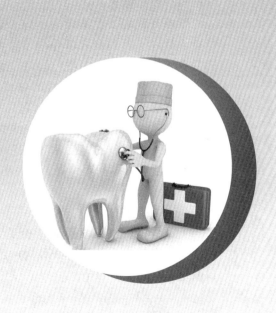

第一章　口腔颌面部结构和功能概述

口腔颌面部位于人体头部最突显的地方，既为人体形态的标志，又与人体许多重要器官相通邻，它包含两部分：其一为外表颜面的颌面部；其二为唇颊内的口腔部。

第一节　口腔颌面部的结构和功能

颜面部上缘为发际，下界到下颌舌骨水平，两侧至下颌支后缘与颞骨乳突之间，其中，眉间连线至下颌舌骨线之间的区域为颌面部。除眼、耳鼻喉器官属专科外，口腔颌面部包含面部形态标志、上下颌骨、肌肉、血管、淋巴组织、神经、唾液腺、颞下颌关节等。

一、面形标志

眼部有眼裂、上下眼睑、内外眦等。鼻部有鼻尖、鼻根、鼻背、鼻底、鼻前孔、鼻小柱、鼻翼、鼻面沟、鼻唇沟之分。唇部有唇峰、唇珠、人中、唇弓、唇红、口裂、口角等。以眉间点、鼻下点作水平线将面部分成三等份，眼鼻位于面部中1/3，口唇位于面部下1/3，若比例失衡，则表现为牙颌畸形。沿两眼内外眦作垂线，可将面部在眼裂水平分为五等份，每一份的宽度与一个眼裂的宽度相等，即两眼内眦间距、两睑裂宽度和左右外眦至耳屏间距相等，若失衡则面部畸形。

二、颌骨

（一）上颌骨

上颌骨（图 1-1-1）为面中份最大的骨骼，呈不规则形，中间空腔，有四突一体。上颌骨构成眶底、鼻底和口腔顶部，除口腔壁外均较薄。

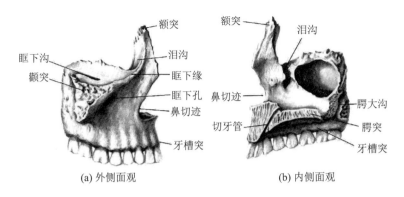

(a) 外侧面观　　　　　(b) 内侧面观

图 1-1-1　上颌骨

（二）下颌骨

下颌骨（图 1-1-2）为颌面部唯一可活动且最坚实的骨骼，呈马蹄形，分为下颌体和下颌支。下颌支上段有喙突和髁突；下颌体上有人体半数牙齿生长，是很重要的咀嚼器官。

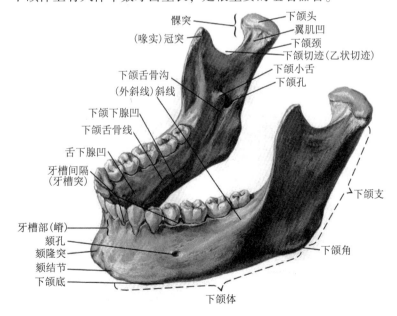

图 1-1-2　成人下颌骨（上前外侧面观）

髁突与颅底颞骨的隐窝构成颞颌关节，是全身唯一的联动关节，与咀嚼、语言、表情功能密切相关。

三、肌肉

口腔颌面部的肌肉分为咀嚼肌群和表情肌群两大类。咀嚼肌群（图 1-1-3）较粗大，附着于颌面骨周围，位置较深，有咬肌、颞肌、翼内肌、翼外肌、二腹肌、下颌舌骨肌、颏舌骨肌等 7 块。咀嚼肌群的运动主要由三叉神经下颌支支配。

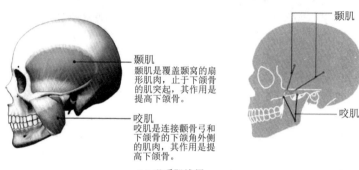

颞肌
颞肌是覆盖颞窝的扇形肌肉，止于下颌骨的肌突起，其作用是提高下颌骨。

咬肌
咬肌是连接颧骨弓和下颌骨的下颌角外侧的肌肉，其作用是提高下颌骨。

(a) 咀嚼肌浅层

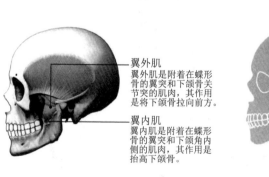

翼外肌
翼外肌是附着在蝶形骨的翼突和下颌骨关节突的肌肉，其作用是将下颌骨拉向前方。

翼内肌
翼内肌是附着在蝶形骨的翼突和下颌角内侧的肌肉，其作用是抬高下颌骨。

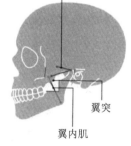

(b) 咀嚼肌深层

图 1-1-3　咀嚼肌群（开口肌群及翼外肌）

表情肌群（图 1-1-4）多薄而短小，收缩力弱，起自颌面部（骨面）骨壁或筋膜，止于皮肤。表情肌群包括额肌、眼轮匝肌、皱眉肌、口轮匝肌、提上唇肌、降下唇肌、提口角肌、笑肌、降口角肌、颊肌、颏肌等，其运动均由面神经支配。

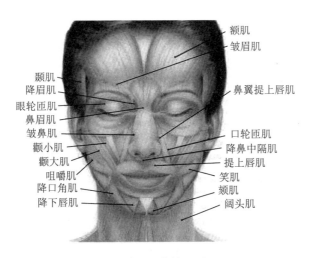

额肌
皱眉肌
颞肌
降眉肌
眼轮匝肌
鼻眉肌
皱鼻肌
颧小肌
颧大肌
咀嚼肌
降口角肌
降下唇肌
鼻翼提上唇肌
口轮匝肌
降鼻中隔肌
提上唇肌
笑肌
颏肌
阔头肌

图 1-1-4　表情肌群

四、血管

动脉在颌面部供血特别丰富，主要来自颈外动脉的分支，各分支之间通过末梢彼此吻合，故伤后出血多。口腔颌面部的动脉主要有舌动脉、面动脉、上颌动脉、颞浅动脉。

口腔颌面部、颈部的静脉系统较复杂，常分为深、浅两个静脉网（图 1-1-5）。浅静脉网由面静脉和颞浅静脉组成。深静脉网主要由翼静脉丛和面总静脉组成，面静脉瓣较少，挤压时易造成血液回流，特别是鼻根至两侧口角的区域。若此区域发生感染且处理不当，可能导致血液回流、感染逆行至颅内，故此区域被称为"危险三角区"。

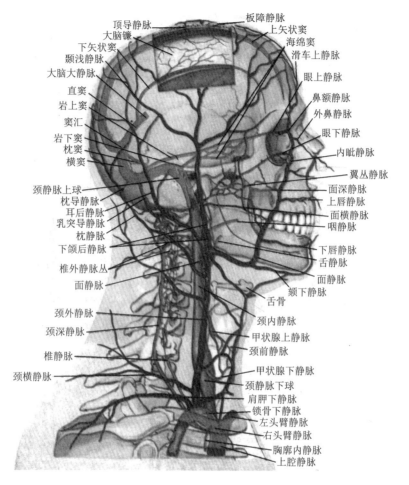

图 1-1-5 口腔颌面部、颈部静脉及其颅内交通示意图

五、淋巴组织

口腔颌面部、颈部的淋巴结和淋巴管较为丰富，共同组成此部的防御系统。淋巴管呈网状分布，主要包括腮腺淋巴结、颌上淋巴结、下颌下淋巴结、颏下淋巴结、颈浅淋巴结和颈深淋巴结等（图 1-1-6）。淋巴结平时小而软，当有炎症或肿瘤转移时可摸出，故其对疾病诊断有重要的参考价值。

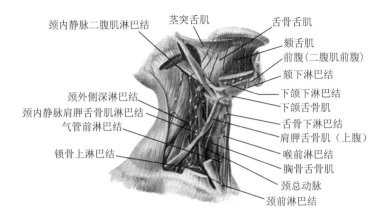

图 1-1-6 口腔颌面部、颈部淋巴分布

六、神经

颌面部的感觉神经主要是三叉神经，运动神经主要是面神经和较小的三叉神经分支（图 1-1-7）。

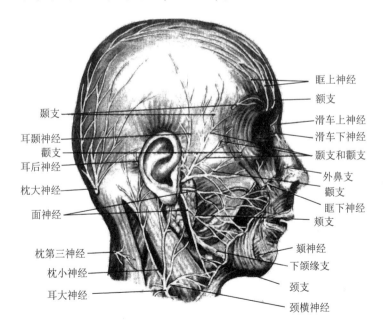

图 1-1-7 三叉神经、面神经及其主要分支

（一）三叉神经

三叉神经是较大的感觉神经，为第五对脑神经，由半月节分三支（眼支、上颌支和下颌支）出颅。眼支由眶上裂出颅分布于眼球和额部。上颌支由圆孔出颅，经翼腭窝、眶下裂、眶下管出眶下孔，在行走过程中分出较大末支：① 鼻腭神经亦称神经节支，分布于上颌牙腭侧黏骨膜、牙龈、软腭、腭垂及腭扁桃体。② 上牙槽神经，其内有上牙槽后神经、上牙槽中神经、上牙槽前神经三股，分布于上颌全部牙齿、牙周、唇颊及骨膜。下牙槽神经是第三大支下颌支的最大分支，属混合神经，含有后股感觉纤维和前股运动纤维，分布于下颌全部牙齿、牙周、唇颊侧牙龈及骨膜、口底、舌前 2/3 及舌下腺。前股较小，支配咀嚼肌运动。

（二）面神经

面神经是第七对脑神经，支配颜面部表情肌运动，同时有味觉和分泌功能，由茎乳孔出颅，进入腮腺，形成腮腺丛，终支呈扇形分布于面部表情肌，共五支，即颞支、颧支、颊支、下颌缘支和颈支。若面神经各分支受损则会出现眼睑闭合不全、口角偏斜等不同程度的面部畸形。

第二节　口腔的结构和功能

口腔是消化道的组成部分，位于消化道的起始处，其外表为唇颊部组织包绕，口腔以上下牙列为界，又分为口腔前庭和固有口腔两大部分，这两部分各有不同的组织器官，专司不同的功能。

一、口腔前庭

口腔前庭为位于唇、颊与牙列、牙龈及牙槽骨牙弓之间的呈蹄铁形的潜在腔隙。在息止颌位时，口腔前庭主要在其后部经翼下颌皱襞与最后磨牙远中面之间的空隙与固有口腔相通。对于牙关紧闭或颌间固定的患者，可经此空隙输入流体营养物质。在口腔前庭内可见数个有临床意义的表面解剖标志：上下

唇系带、牙龈、龈乳头、腮腺导管口（7|7 的颊侧黏膜）、磨牙后区、翼下颌皱襞、颊脂垫尖等。

二、固有口腔

固有口腔是口腔的主要部分（图 1-1-8），其上为硬腭，下为舌和口底，前界和左右为上下牙列的舌腭侧牙面，后界为咽门。其中含有牙冠、牙槽骨、龈及龈乳头、龈沟、硬腭（切牙乳头、腭皱襞）、软腭（悬雍垂）、口底、舌系带、舌下肉阜及舌组织（舌盲孔、轮廓乳头、菌状乳头、叶状乳头、丝状乳头）等。

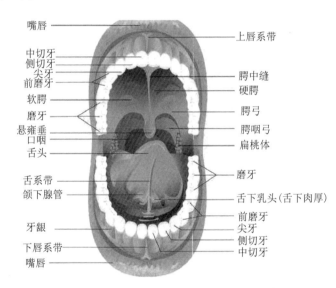

图 1-1-8　口腔示意图

第二章　牙、殆、颌面及相互关系

第一节　牙位、牙体及牙周组织解剖

一、牙位

以一条假想的经两眉间、鼻尖、唇珠的面部矢状线（中线），将牙列分为左、右区域，上下牙的咬合线将牙弓分为上、下区域，因此牙列共有四区，即右上区、右下区、左上区、左下区，每一区内各有恒牙7~8枚，共28~32枚；乳牙5枚，共20枚。每一颗牙齿均有一定的形态和位置，上颌牙一般大于下颌牙，左右成对的同名牙多具有相同形态及功能。以中线为界向左右两侧将牙齿分为中切牙、侧切牙（主司切断食物）、尖牙（主司撕裂食物）、第一前磨牙、第二前磨牙（主司捣烂食物）、第一磨牙、第二磨牙、第三磨牙（主司研磨食物）（图1-2-1）。乳牙列无前磨牙，体积小于同名恒牙，功能和恒牙相同，冠以"乳"字，以表示区别。临床上为了应用准确、方便，统一描述牙的名称及部位，常以一定的符号加以表示。

（一）临床牙位记录法

临床上通用的牙位记录法是以两条相互垂直的线将牙弓分为4个象限，竖线代表中线，区分左右；横线表示殆面，以上为上颌牙，以下为下颌牙。乳牙用罗马数字Ⅰ~Ⅴ或英文字母A~E代表；恒牙用阿拉伯数字1~8表示。愈近中线数字愈小，例如，"|1̲"表示左上中切牙，"6̲|"表示右上第一磨牙，"Ⅳ̲|"表示右上第一乳磨牙。

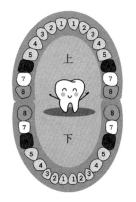

图 1-2-1 乳牙和恒牙牙列示意图

注：20 颗乳牙全部都会被换掉，但恒牙一生只有一副。

（二）编码法

为适应计算机程序编排，将上下牙齿从右上第三磨牙起编为 1 号，经中线到左上第三磨牙（编为 16 号），向下转至左下第三磨牙（编为 17 号），依序为左下中切牙（编为 24 号）、右下中切牙（编为 25 号）直至右下第三磨牙（编为 32 号）。乳牙记录时在 1~20 的编码后加"d"。

还有一种编码法是将右上区编号为 1、左上区编号为 2、左下区编号为 3、右下区编号为 4，依序将右上区乳牙编号为 5、左上区为 6、左下区为 7、右下区为 8，记牙位时将该区编号写在通常牙位数前。例如，11 号牙为右上中切牙，24 号牙为左上第一前磨牙，46 号牙为右下第一磨牙，72 号牙为左下乳侧切牙。

二、牙体组织

牙体组织包括牙釉质、牙本质、牙骨质和牙髓。

（一）牙釉质

牙釉质位于牙冠表面，直接暴露在口腔中，是人体最硬的组织，含 96% 的钙化物，呈半透明乳白色，不能继续生长增厚，且随着年龄的增加，磨损变薄。

（二）牙本质

牙本质构成牙的主体，所含无机质占总重量的 70%，硬度仅次于牙釉质，由贯通全层的牙本质小管和基质组成，小管中有神经末梢与牙髓神经相通，有痛觉感受器，外界刺激可直接传入，产生酸痛感。牙本质可终身由外向髓腔方向缓慢生长，形成继发性牙本质，髓腔逐渐变小。

（三）牙骨质

牙骨质是覆盖在根部牙本质外表的一薄层组织，类似骨组织，含有骨细胞。

（四）牙髓

牙髓是牙体中唯一的软组织，四周被牙本质包围，内含神经、血管、淋巴、间质细胞和成牙本质细胞等，供给牙体营养及形成牙本质。

三、牙周组织

牙周组织是包绕牙体根部的软硬组织，由牙龈、牙槽骨、牙周膜等组成。牙龈是口腔黏膜覆盖于牙颈部和牙槽骨的部分，呈粉红色，坚韧而有弹性。表面有呈橘皮点状的凹陷称点彩。牙龈在牙颈部呈项圈状包绕，宽约 1 mm 的粉红色的可活动部分称游离龈，两牙之间突起的牙龈称龈乳头。牙槽骨是颌骨包围牙根的突起部分，容纳牙齿根部的凹陷称牙槽窝，游离端称牙槽嵴，为可塑性组织。牙周膜由不同方向排列的纤维束组成，一端埋于牙槽骨内壁，另一端埋于牙骨质中，使牙齿悬吊于牙槽窝内。牙周膜中有丰富的血管和感觉神经，发生病变后，牙周膜会被吸收而消失，继而导致牙槽骨被吸收而消失。

第二节　乳牙与恒牙

人的一生中有两副牙齿，根据萌出时间和形态可分为乳牙与恒牙（表 1-2-1）。

表 1-2-1　乳、恒牙萌出时间及次序

次序	乳牙名称	萌出时间/月龄		恒牙名称	萌出时间/岁	
		上颌	下颌		上颌	下颌
1	乳中切牙	6~8	6~8	第一磨牙	5~7	5~7
2	乳侧切牙	8~10	8~10	中切牙	7~8	6~7
3	第一乳磨牙	12~16	12~16	侧切牙	8~10	7~8
4	乳尖牙	16~20	16~20	第一前磨牙	10~12	10~12
5	第二乳磨牙	24~30	24~30	尖牙	11~13	10~12
6				第二前磨牙	11~13	11~13
7				第二磨牙	12~14	11~14
8				第三磨牙	17~26	17~26

一、乳牙

正常情况下，乳牙有 20 枚，上、下、左、右颌各 5 枚（图 1-2-2）。一般从 6~8 月龄开始先萌出乳中切牙，依次萌出乳侧切牙、第一乳磨牙、乳尖牙、第二乳磨牙，2 岁半左右全萌出，6 岁左右恒牙开始萌出。

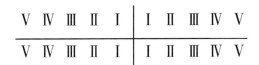

图 1-2-2　乳牙次序

二、恒牙

恒牙共 28~32 枚，上、下、左、右颌各 7~8 枚（图 1-2-3）。切牙至尖牙位于牙弓前部，统称前牙；前磨牙和磨牙位于牙弓的后部，统称后牙。

恒牙的萌出，不是从中线起始的，5~7 岁时首先在第二乳磨牙的后面萌出第一磨牙，因而常被人们误认为是乳牙。同时，恒中切牙也在乳中切牙根部萌出，后依次为侧切牙、第一前磨牙、尖牙、第二前磨牙、第二磨牙、第三磨牙。第三磨牙在16~26岁时萌出，常称智齿。

$$8\ 7\ 6\ 5\ 4\ 3\ 2\ 1\ |\ 1\ 2\ 3\ 4\ 5\ 6\ 7\ 8$$

$$8\ 7\ 6\ 5\ 4\ 3\ 2\ 1\ |\ 1\ 2\ 3\ 4\ 5\ 6\ 7\ 8$$

图 1-2-3　恒牙次序

临床上常会发生乳、恒磨牙误写误治的情况，下面提供几点鉴别点以供参考。

① 颜色：乳牙冠为米白色，恒牙冠为米黄色。

② 牙位：乳牙每侧只有 5 枚，恒牙有 8 枚。

③ 牙冠大小：乳牙面积小，恒牙𬌗面较大。

④ 牙冠外形：乳牙冠中 1/3 突显，近牙𬌗面及颈部缩小，恒牙冠外形较平宽。

第三节　牙、𬌗、颌面形态的协调

一、颌位关系

颌位关系是指上下颌处于静止状态时，上下颌牙的某种咬合状态，其中最主要的为牙尖交错𬌗，即上下颌牙齿咬紧时，牙尖互相交错，𬌗面有最大接触。由于上颌牙弓大于下颌牙弓，上下前牙之间存在覆合和覆盖关系，因此有利于咀嚼时保持下颌与上颌的咬合接触，提高咀嚼效率；同时上磨牙颊尖覆盖下磨牙颊尖，下颌牙舌侧尖覆盖上颌牙舌尖，这样做咬合运动时，可防止牙尖损伤唇、颊、舌软组织。

二、颌面形态的协调关系

颌面形态的协调关系是指颌面部组织器官形态结构之间的关系，它决定了颌面部的美学形态，是美容外科的重要参数和依据。

（一）颌面形态的水平比例关系

颌面形态的水平比例关系是指面部的长度关系，以眉间点、鼻下点作平行线，将面部分成三等份。上至发际，下至颏下点，眼鼻位于面部中 1/3，口腔位于面部下 1/3，若比例失调，则会导致口腔颌面畸形。

（二）颌面部的垂直比例关系

颌面部的垂直比例关系是指面部的宽度关系，沿两眼内外眦作垂线，将面部分成五等份，每一等份的宽度与一个眼裂的宽度相等，即两眼内眦间距、两眼裂距、外眦至耳轮间距均相等，平均每等份间距约为 3.5 cm。若五等份比例失调，则将出现颜面对称失衡。

（三）鼻、眼、眉关系

鼻翼外缘、内眦和眉头在同一直线上；正常鼻翼与眉梢和眉头连线构成直角三角形。

（四）鼻、唇、颏关系

连接鼻尖与颏前点构成 Ricketts 美容线（这主要标志颜面侧观的美容形态），正常情况下，下唇应位于该平面上，若超出或退后，则容貌均欠佳。中国人上、下唇至审美平面的距离，男性分别为 1.9 mm 和 1.8 mm，女性分别为 2.6 mm 和 1.1 mm，上唇至审美平面距离长于下唇。

通常，颜面正面观的左右对称比最易引起人们的注意，而对侧面和器官间的比例易被忽视。口腔颌面外科医务人员除要注意观察正面观，也应注意观察侧面观，还应注意牙中线以及微笑时上前牙露出上唇的距离，后者一般在 2 mm，可露牙冠的3/4。

第三章　口腔检查及病历记录

检查是诊断和治疗的基础，有的口腔疾病是全身疾病的部分表现，有的甚至为全身疾病的早期症状，因此，口腔医务人员要有整体观念，除检查口腔局部外，必要时还应进行全身或系统检查。

第一节　口腔常规检查及方法

一、常用检查器械

由于口腔牙齿位置特殊，不能用肉眼或手直接进行检查，必须借助专用器械。

（一）口镜

口镜主要用于检查医生眼睛无法直视的牙齿和口腔某些部位的情况，同时具有牵拉唇、颊和推压舌的作用。

（二）镊子

镊子头部为细长鹤嘴形，颈部呈反角状，以便将细小药物、牙胶尖放入窝洞根管内；亦用于夹除组织的渣残片；又用于夹持牙体以检查牙的松动程度；还可作牙齿叩诊之用。

（三）探针

探针头尖细，一端呈弧形，另一端呈反角形。用于检查牙各面的沟裂、点隙、龋洞深度，结合患者的感觉发现牙齿表面敏感的范围和程度，以及穿髓情况；同时可作为检查牙周袋深度及龈下牙石、根面龋的主要器械；可检查修复体、充填体密合度及边缘平滑度；亦可作为检测皮肤黏膜感觉功能的工具。

二、检查时的准备

（一）体位

近年来，专业科室不仅装备口腔综合治疗台椅，使用电子化、数字化操控，还开展四手操作。其优点是可由护士配合医生进行各种诊断和治疗，并可随时将医生、患者、护士的椅位灯光调到最佳状态。在无专科台椅时，患者多取坐位，面朝窗户或灯光，医生多位于患者右前方，使患者口腔高度与医生自然下垂的肘高度一致。检查及操作时的体位过高过低或者过远过近，都会使医生操作不便且容易疲劳。

（二）光线

检查过程中光线必须充足。综合治疗台椅有良好的冷光灯，可照射口腔内各部位，并能真实反映牙齿黏膜的色泽。在一般条件下，首选自然光线或白炽灯泡光源，禁止使用有色光线，避免影响对牙齿黏膜色泽的观察。

三、常规口腔检查方法

（一）问诊

检查前首先应了解患者求治的原因、目的、发病时间、治疗经过及反应，再进一步了解患者及其家庭成员的健康状况、工作性质及环境等。一般包含以下几点：

① 主诉：患者目前最需诊治的问题，病痛部位、症状和发现或持续时间。

② 现病史：患者就诊疾病的发病时间、原因、症状、性质、演变、检查及治疗效果。

③ 既往史：与本次就诊疾病相关的近年来的诊断、发展及治疗经过、效果等。

④ 家族史：患者家庭成员有无患过相同疾病。

（二）视诊

观察牙、牙龈、口腔黏膜、舌及唾液腺等。

① 牙：注意观察排列情况、咬合情况、牙数、形态色泽、龋洞大小和位置、牙面缺损情况、缺牙、残冠、残根及龈上下牙石。

② 牙龈：注意观察形态有无改变，有无增生或萎缩，龈乳头有无充血肿胀、退缩；附着龈的色泽、形态、有无点彩及色素沉着等。

③ 口腔黏膜：注意观察表面完整性，色泽是否正常，有无疱疹、丘疹、糜烂、溃疡、白色斑纹、色素沉着等。

④ 舌：注意观察舌苔的颜色，表面有无沟裂或溃疡，各乳头有无充血，舌运动及感觉有无异常。

⑤ 唾液腺管口：注意观察颊黏膜的腮腺导管口、口底下颌下腺导管口的情况，有无红肿，有无脓性分泌物，涎液量的多少等。

（三）探诊

根据已见病变牙体、牙周情况，进一步探测龋洞深度及有无穿髓。食物嵌塞时详细探测邻面牙颈部及根面有无龋坏；有牙周病患牙时需要探诊牙周袋深度及范围。还应探查殆面或牙本质易过敏的点位，修复体及充填体的边缘是否密合，龈下牙石的存在与否及多少；亦可探测瘘管深浅及方向、根管口的位置等。

（四）叩诊

用口镜柄或镊子末端垂直向或侧向轻轻叩击殆面牙尖，观察患牙有无疼痛感及疼痛程度，叩时注意叩击的声音，正常牙呈清脆声。通常先叩邻近或对侧相同位置的正常牙以作对比。垂直叩诊主要检查根尖病变，侧向叩诊检查牙周疾病。

（五）扪诊（触诊）

用手指或用镊子夹棉球扪压龈缘或根尖部牙龈，观察有无溢脓、压痛或波动。用手指按在患牙及两邻牙上，请患者做咬合运动以观察殆力大小及创伤。将镊子夹住切端或按压在牙的殆面，向不同方向推拉牙体，观察牙体有无松动及松动程度，记录标准如下：

Ⅰ°松动：牙向唇（颊）舌（腭）方向活动，幅度在 1 mm 内。

Ⅱ°松动：牙向唇（颊）舌方向活动，幅度在 1~2 mm，且伴有近远中方向活动。

Ⅲ°松动：牙向唇（颊）舌方向活动，幅度在 2 mm 以上，且伴有近远、垂直方向活动。

（六）嗅诊

检查者通过嗅觉辨别患者口腔气味。例如，牙髓坏疽者，口腔常有腐臭味；口腔恶性肿瘤者，多有恶臭味；糖尿病患者晚期，口腔常有"烂苹果"味。

第二节 口腔科病历记录及书写规范

一、病历内容

病历是主要的医疗文书，用于记录患者疾病检查、诊断、治疗、演化，手术抢救及医疗护理，各级医师的医嘱，患者的反应及要求，甚至是患者的言行及心理状况等。一份全面的医疗资料，是具有法律效能的文件，因此，病历应完整、准确、实事求是，要有科学性及逻辑性，且应简明扼要，重点突出，字迹清晰。口腔科住院病历按全身要求，重点在口腔颌面部分，本书不作讨论。口腔科门诊病历除需包含常规资料（姓名、性别、年龄、职业、民族、婚姻、籍贯、出生地、住址、就诊日期）外，还应包括主诉、现病史、既往史、必要的家族史、检查情况、初步诊断、治疗计划、治疗（处理）记录及医生签名等。

二、病历书写规范

口腔科门诊病历案例如下：

主诉：左上前牙咬合时疼痛3天。

现病史：患者3天前自觉咬合时左上前牙疼痛，未服任何药物，现症状加重，急来我科就诊。

既往史：患者1年前因不慎跌倒，致左上前牙冠折，未做任何处理。平素体健，无药物过敏史，无全身系统疾病。

检查：一般情况好，体温正常，⌐3 1/2 冠折，露髓，无探痛，龈轻度红肿，牙髓温度试验（−），叩（+），摄片提示⌐3 根尖阴影、牙周膜腔略增宽。

初步诊断：⌊3 慢性根尖周炎。

诊疗计划：1. ⌊3 根管治疗。

           2. 消炎治疗。

处置：⌊3 断面开髓，拔除坏死牙髓，3%过氧化氢溶液及生理盐水反复冲洗，扩大根管至40#，冠根长 22 mm，置甲醛甲酚棉球暂封，预约 3~5 天后复诊。

R：替硝唑片，0.5 g×10/板，2 粒/次，1 次/日，口服。

                                         医生：×××

第二篇

口腔内科常见疾病防治

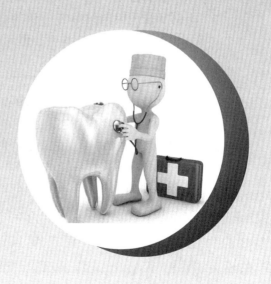

第一章 牙体、牙髓及根尖周病

第一节 龋 病

龋病是一种以细菌感染为主的多因素、慢性进行性的牙体硬组织破坏性疾病，也是一种古老的疾病，发病率为 30% ~ 80%。世界上任何国家、任何地区的人，不论种族、性别、年龄都可发生。据 2008 年数据统计，我国 12 岁儿童恒牙患龋率为 34.5%，5 岁儿童乳牙患龋率为 70.9%，儿童高于成人，城市高于农村。龋病一旦发生，不经处理，不会停止发展而自愈。它不仅会影响咀嚼、消化功能，还可引起局部及周身严重并发症，成为病灶，因此应时常注意口腔卫生和营养，定期检查，早发现、早治疗。

一、病因

对龋病病因的解释有公认的化学细菌学说、蛋白分解学说、蛋白分解—螯合学说等，但现在被人们普遍接受的为四联因素理论。四联因素理论认为，龋病是指含糖食物（即碳水化合物，特别是蔗糖）进入口腔后，牙面贴附的菌斑中致龋菌代谢产酸，使釉质脱矿，随之细菌破坏牙体残留的有机物部分，周而复始，形成窝洞。这个过程必须具备下列四个重要条件：① 细菌；② 食物；③ 宿主；④ 时间（图 2-1-1）。因此，口腔卫生不良，糖类食物摄入过多，牙列拥挤，牙齿形态异常，食物嵌塞邻面、牙龈退缩的根面，牙钙化不良等，均易导致龋病。

牙齿＋　致龋菌　＋甜食＋　时间　＝　龋齿

图 2-1-1　龋病发病的四联因素理论

二、临床表现

龋病是指牙体硬组织有色、形、质三种改变的病损。由于病变是渐进的，早期常无自觉症状，等到有咀嚼痛或温度刺激痛就诊时，多为深度龋，或已有牙髓病变。因病变程度不同，处理方法各异。临床上将龋病分为浅龋、中龋和深龋（图 2-1-2）。

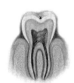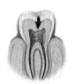

没有感觉，仅颜色发生变化，常在口腔检查时发现。

仍然没有明显的感觉，检查时发现有小洞或者小范围颜色变化。

深洞或者大范围颜色改变，食物入洞及冷、热、甜刺激时有短暂的疼痛，刺激去除后疼痛消失。

(a) 浅龋　　　　(b) 中龋　　　　(c) 深龋

图 2-1-2　龋病的发展过程示意图

（一）浅龋

在冠部表现为牙釉质龋，常位于沟裂；在根部表现为根面龋，病变区呈黑色或棕黑色，邻近的釉质有时见到不透明的白垩色。根面浅龋有的着色较浅，探针的尖端插入间隙沟裂可被钩住，但很浅，在光滑面或根面浅龋只有粗糙感。

（二）中龋

中龋为牙本质浅层龋，形成窝洞，患者可在进酸甜食物或受冷、热刺激时，出现酸痛不适感或过敏性痛感，但刺激去除后症状立即消失。若为潜行性龋和慢性龋，则自觉症状不典型。视诊开放性龋可看到中等深度的窝洞，呈深褐色或深棕色。

潜在性龋在变黑的裂沟周围牙釉质下有墨染色的变色区。探诊时发现洞有一定深度及软化牙本质，有痛感，受冷刺激时有激惹痛，刺激去除后疼痛立即消失。无叩诊反应。

（三）深龋

龋病进展到牙本质深层时为深龋，由于病变接近牙髓，患牙常有激惹痛、冷热刺激痛，食物落入洞内或咀嚼时可引起尖锐疼痛，一旦去除刺激物，疼痛立即消失。视诊可见牙本质深层的窝洞，呈棕褐色软龋。探测洞壁有敏感反应，而无明显剧痛和锐痛，一般无自发痛及头面部放射性痛。

三、龋病的治疗及预防

龋病只有色质变化而无形态缺损时，应首先考虑非修复性治疗，一旦龋坏形成窝洞，则去净腐质，采用修复性方法治疗。

（一）浅龋治疗

釉质龋未出现牙体组织缺损者，多采用非手术治疗法。

1. 药物治疗

①用蘸有 10%～30% 硝酸银溶液的小棉球，放于牙面病损处半分钟，再用丁香油或碘酊还原处理。因为该方法会导致牙齿着色，所以一般只用于乳牙或恒后牙。

②用 75% 氟化钠甘油糊剂、8% 氟化亚锡或单氟磷酸溶液等氟化物，反复涂抹牙面 2 分钟。

③用高分子防龋涂料（窝沟封闭剂）涂于干燥的患处，使其固化。

2. 再矿化法

每日含漱或涂布再矿化液（配方：氯化钙 8.9 g、磷酸二氢钾 6.6 g、氟化钾 0.2 g、氯化钾 11.1 g，蒸馏水 1000 mL）或 10% 葡萄糖酸钙溶液，该方法常反复用于青少年的白垩色釉质龋，或龋活跃者。

3. 修复性治疗

个别可在牙本质浅层制洞，用银汞或光固化树脂直接充填。

（二）中龋治疗

一般情况下，对于中龋必须采用修复性治疗方法。在去净龋坏组织形成洞形后，用小棉球蘸药（95%苯酚水溶液、10%麝香草酚溶液、樟脑酚）消毒，用单层磷酸锌、聚羧酸锌、玻璃离子粘固粉垫底，再用银汞合金或光固化树脂充填。

（三）深龋治疗

因深龋的病变在牙本质深层，接近牙髓，故治疗时应采用有利于增强牙髓防御能力、消除牙髓早期炎症、保护牙髓功能的方法，避免机械、物理、化学性刺激。

1. 双层垫底充填术

洞形制好后，先用无刺激性药物进行消毒、干燥、隔湿，再用丁香油氧化锌作第一层垫底，然后用磷酸锌粘固粉作第二层垫底，最后用银汞合金或光固化树脂充填，亦可用玻璃离子粘固粉充填。该方法可以一次完成治疗，适用于龋坏组织能彻底去净，且牙髓基本正常的患者。

2. 安抚疗法

先使用消炎镇痛药物，观察 5~7 天无临床症状后，再用氧化锌丁香油水门汀垫底、磷酸锌粘固粉充填，观察 1~3 个月后再永久充填。

3. 间接盖髓术

若软龋不能一次去净，则先在洞底放氢氧化钙，双层封洞，1~3 个月后再去净龋坏组织，双层垫底，行永久充填。若龋坏组织不能去净，或有自发痛，应改作牙髓治疗。

第二节　常见牙体硬组织非龋性疾病

牙体硬组织非龋性疾病是指除龋病外的牙体硬组织疾病，如色素异常的氟斑牙、四环素牙、楔状缺损、牙本质过敏症等。

一、氟斑牙
氟斑牙是指牙釉质表面有黄或白垩色到褐色斑块的改变。

（一）病因

氟斑牙是因在牙齿发育期摄入过量氟元素（如饮用水含氟量大于 1 ppm），引起造釉细胞功能障碍或损伤而产生。现在发现，长期烧煤炭，在烟雾中生活亦可引起本病。也有报道，饮用加氟的自来水会导致预防性人为氟斑牙。

（二）临床表现

在牙釉质面或牙尖上有白垩色到褐黄色横纹或斑块颜色改变，一般无形态损伤，多发生在上前牙一组牙面。严重患者牙色深黄，或牙釉质表面有蜂窝状、片状缺损。

（三）治疗

对于氟斑牙，以预防性治疗为主。我国现已在西北部高发地区进行饮水改造，降低氟含量，彻底预防氟斑牙。

对浅度氟斑牙患者，可采用脱色法治疗。对中重度氟斑牙患者，采用复合光固化树脂修复法或其他冠修复法。

二、四环素牙

（一）病因

四环素牙是因在牙齿生长发育期使用四环素类药物（如四环素、土霉素、金霉素等）引起。

（二）临床表现

全口牙或某一组牙发生颜色改变（如灰色、黄色、棕色、紫色等），牙齿表面光泽灰暗，无形态改变。严重时可造成釉质发育不全。

（三）治疗

轻中度患者可采用内外漂白法、激光治疗法；重度患者采用冠修复效果好。

三、楔状缺损

楔状缺损是牙齿唇颊舌颈部硬组织因长期磨损或侵蚀所致的楔形缺损，但无色质的改变。

（一）病因

楔状缺损主要由横向刷牙方法造成；此外，由于牙颈部解剖不同，牙釉质与牙骨质交界处的结构薄弱而易被磨损，以及颈部龈缘存留酸性液体也可造成楔状缺损。亦有学者认为，该病病因与牙局部的应力有关。

（二）临床表现

典型损伤为牙颈部釉质有"V"形牙体缺损，边缘齐，底部尖且质地光滑坚硬，有时呈浅黄色，多无症状，当磨损深入牙本质深层时，有温度刺激酸痛，当进入牙髓时可有剧痛或牙髓坏死，常以口角附近的牙齿（尖牙、前磨牙）为重。

（三）治疗

① 改变不良刷牙方法，选用软硬适中的刷毛。

② 牙本质过敏者，病损侵及浅表时局部涂抹75%氟化钠甘油，或涂10%~30%硝酸钾溶液静置1~10 min。

③ 充填法：用玻璃离子粘固剂或复合树脂充填于楔缺内，或用光固化树脂粘结于楔缺内；深缺或有过敏时，应先垫底再充填补料。

四、牙本质过敏症

牙本质过敏症是指各种原因造成牙本质暴露，接受冷热酸甜刺激时有酸痛的症状，不同于药物引起的抗原抗体反应的"过敏"。

（一）病因

磨损、楔状缺损、牙折、龋病、牙周萎缩、牙颈暴露及牙齿充填修复不密合时会发生牙本质过敏症。

（二）临床表现

牙本质过敏症的主要表现为刺激时酸痛，发病迅速，疼痛尖锐，时间短暂。视诊可见牙面牙本质暴露。探诊时有酸痛感，可定位患牙。

（三）治疗方法

1. 碘酚热灼脱敏法

① 常规隔湿，擦干牙面。

② 将少量浓碘酚溶液蘸在过敏牙面上。

③ 用探针尖或小挖匙在酒精灯上烧红，迅速放在碘酚牙面处，轻轻地缓慢移动，可反复2~3次。注意勿将药液和热探针

烧伤口颊舌部。

该法适用于𬌗面个别敏感点。

2. 麝香草酚熨热脱敏法

① 隔离患牙，擦干牙面，找出敏感点。

② 将浸透50%的麝香草酚酒精溶液的小棉片贴于敏感区。

③ 用烧热的充填器头在棉片上熨烫，反复2~3次，至敏感消失为止。

3. 氟化钠甘油糊剂脱敏法

① 常规隔湿吹干患牙区。

② 用蘸有75%氟化钠甘油糊剂的小棉球涂擦敏感区3 min，或用橡皮杯蘸药液摩擦牙颈或根面至敏感消失。

本法适用于牙颈部及根面的敏感区。

4. 家庭脱敏法

本法适用于全口多数牙齿敏感，但又不能来医院治疗者（必须经医生诊断）。可嘱患者用含氟化钠牙膏，或用10% ~ 30%饱和硝酸钾溶液棉片蘸药液放于敏感牙及部位3~5 min，再用温水漱净，一日2次至敏感消失；复发时再使用。亦可嘱患者咀嚼茶叶、大蒜、生核桃软皮等3~5 min，一日2~3次，亦可脱敏。

第三节　牙髓疾病

牙髓组织位于牙髓腔内，周围被牙体硬组织包围，仅一狭小的根尖孔与根尖周组织相交通，因此，牙髓组织一旦发炎，多不易自愈，且因压力迅速增加，牙髓神经受压极高，故疼痛剧烈并放射至颞部；由于刺激的性质、强度、作用的时间及身体的抵抗力不同等，病变可表现为各种类型。牙髓病是指发生在牙髓组织的疾病，即包含髓室和根管内的牙髓组织疾病。常见的牙髓疾病有可复性牙髓炎、急性牙髓炎和慢性牙髓炎。

一、可复性牙髓炎（牙髓充血）

本病因龋坏后牙髓组织受冷热刺激而引起疼痛，刺激去除，疼痛即可消失，无自发痛史，实为牙髓炎的初期变化，多为可复性，常因深龋未治、咬合创伤、牙齿轻度外伤、月经期、神经功能障碍等引起。

（一）临床表现

牙体常见黑色深大龋洞，探诊时一般髓底完整，牙无叩痛及色泽改变，对冷刺激极为敏感。热试验可无反应。进食后有明显刺激痛。

（二）治疗

先去龋安抚观察，症状轻时可采用深龋治疗方法，症状未消或加重时，应进行牙髓治疗。

二、急性牙髓炎

本病属不可复的牙髓炎，是引起牙痛最常见的原因，发病急，疼痛剧烈。

（一）病因

（1）细菌因素　感染可经龋坏的牙本质小管或牙周袋、菌血等致病。

（2）物理因素　可因机械备洞产热或穿髓、外伤牙折、镶牙过高、补牙未垫底引起。

（3）电流作用　可因上下颌牙使用两种不同金属或补料补牙引起。

（4）化学因素　可因窝洞消毒药物、垫底充填材料中酸或有毒物质引起。

（二）临床表现

发病急，疼痛剧烈，其特点有：①自发性疼痛和阵发性剧痛；②温度刺激使疼痛加重，但化脓者遇冷刺激可缓解；③疼痛常呈搏动性剧痛，有牵涉性、放射性；④体位改变时疼痛可改变，卧时加重（心脏与牙同水平），站时稍缓，因而夜间比白天痛；⑤患者不能正确指出患牙。

视诊可见牙有黑棕色实质缺损，极接近髓腔，探时多有穿髓点，且有剧痛，可溢脓或血。叩诊早期无明显不适，晚期出现垂直叩痛。温度试验显示，早期冷刺激痛加重，热刺激痛缓解；晚期热刺激痛加重，冷刺激痛缓解。

（三）治疗

1. 开髓引流

开髓引流即穿通髓腔引出渗出物和减压，方法是将蘸丁香油或樟脑酚的小棉球放入洞内，安抚、镇痛。

2. 控制疼痛

（1）麻醉法　用2%利多卡因2~5 mL于牙位神经或局部注射（同拔牙麻醉）。此法只能短时缓解疼痛。

（2）失活法　将砷剂、多聚甲醛、蟾蜍制剂放于洞内穿髓处，外面用补料封固。

3. 干髓术

干髓术是去除感染的冠髓，保留干尸化的根髓，以达到无痛无菌保存牙齿的目的。失活止痛的牙齿，经去腐、开髓，将根管口以上髓室内的牙髓去除、消毒后，在根管口的根髓面放干髓剂，垫底充填窝洞。此法多用于后牙及乳磨牙，化脓性牙髓炎者不宜采用。术中无菌操作、干燥，采用良好的固髓药物，是治疗成功的重要因素。

晚期急性牙髓炎如不进行治疗，会发展成慢性牙髓炎或牙髓坏死、坏疽或根尖周病，这些疾病均需进行根管治疗。

三、慢性牙髓炎

（一）临床表现

慢性牙髓炎的临床表现以疼痛为主，其特点是呈自发性或刺激性钝痛或隐痛，每次疼痛时间不一，间隔时间长于疼痛时间，亦有数月发作一次的表现；食物进入洞内，或遇冷热刺激后疼痛，刺激去除后疼痛逐渐缓解。

视诊常见有深龋、楔状缺损等近髓的窝洞。若髓腔未穿称慢性闭锁性牙髓炎。若髓腔穿通开放，可见洞内有髓腔息肉，称慢性增生性牙髓炎。在青年，恒牙髓腔穿通，探时出血，浅表无痛，深探时疼痛，或有少量分泌者，称慢性溃疡性牙髓炎。对于慢性牙髓炎患者，叩诊时患牙有轻度不适或叩痛，温度试验多反应迟钝，X线牙片可见牙周膜间隙增宽或硬板模糊等改变。

（二）治疗

根管治疗术是治疗慢性牙髓病和根尖周病的基本方法和最佳方法，近年来，随着器械材料的发展，该方法更趋于完美和方便。（详见本章第五节）

第四节　根尖周病

根尖周病是指发生在牙齿根尖部及周围组织的各型疾病，临床上分为急性根尖周炎和慢性根尖周炎，绝大多数根尖周炎由牙髓病发展而来。

一、急性根尖周炎

急性根尖周炎是从根尖部牙周膜出现浆液性炎症，到根尖周组织化脓性炎症的连续过程。病变起于根尖周组织炎症，发展至牙槽骨内，再穿通至骨膜下，此时牙龈红肿剧痛，待穿破骨膜后，到黏膜下或间隙后疼痛缓解，局部肿胀明显。

（一）病因

（1）细菌因素　成人的急性根尖周炎多是由于牙髓病变致使牙髓组织坏死后，根管内的感染物质通过根尖孔引起根尖周围组织的化脓性炎症。

（2）创伤　外伤、医生行根管治疗时器械超出根尖，均可感染根尖周组织。

（3）化学因素　牙髓根管治疗时，用药不当、消毒药物刺激或砷剂外溢可引起化学性根尖周炎。

（4）免疫因素　根管消毒并封以消炎药物后，有些人出现不明原因的久治不愈或发生肿胀。

（二）临床表现

根据根尖部炎症程度和组织反应不同，可分为浆液性炎症和化脓性炎症。

1. 急性浆液性根尖周炎

① 患牙有咬合痛，自发性持续性钝痛。

② 有牙伸长感，初时咬紧缓解，晚期不能触牙，定位准确。

③ 患牙有龋坏，充填体或牙冠变色或其他牙体硬组织有病变。

④ 叩痛、松动、根尖部按压痛。

⑤ 探时多死髓，有时可有牙周袋。

⑥ 温度测试和电活力测试无反应，X线牙片显示根尖部无明显改变。

2. 急性化脓性根尖周炎

急性化脓性根尖周炎（图 2-1-3）多由浆液性炎症发展而来，一般病程 3~5 天，可首次发作，亦有反复发作现象。

① 患牙自发剧烈持续性、搏动性痛。

② 患者自觉病牙明显伸长，不能对合。

③ 视诊发现患牙多变色无光泽，根尖部龈潮红或肿胀波动（称牙槽脓肿）。

④ 叩诊极度敏感，松动Ⅲ度，患者多呈急性病容，体温升高，乏力，影响睡眠和进食，严重时颜面潮红，黏膜下肿胀，龈沟变平，按时深部有波动感及疼痛。

⑤ 触窝洞穿髓处或牙周袋时，可有脓液溢出，X线牙片无明显改变或慢性根尖炎症。

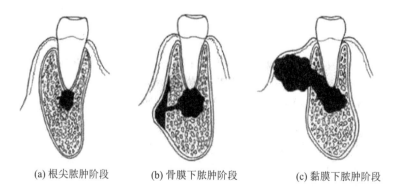

(a) 根尖脓肿阶段   (b) 骨膜下脓肿阶段   (c) 黏膜下脓肿阶段

图 2-1-3　急性化脓性根尖周炎发展的 3 个阶段

（三）治疗

1. 急性浆液性根尖周炎

① 若牙髓尚有活力，则麻醉下揭开髓室顶，拔出根髓，开放1~2日，并降低咬合，症状消退后，行常规根管治疗术。

② 若为死髓牙，开髓扩根，消毒，开放或暂封，行根管治疗术。

③ 口服消炎止痛药物。

2. 急性化脓性根尖周炎

（1）应急治疗　开髓引流，揭开髓顶，穿通根尖孔，使渗出物及脓液经根管得以引流，解除疼痛；若龈黏膜下脓肿形成，则应在局麻下切透黏膜骨膜到达骨壁，放小橡皮条引流；服用消炎镇痛药物。

（2）缓解期后治疗　主要为彻底的根管治疗术。

二、慢性根尖周炎

大多数慢性根尖周炎由牙髓坏死而来，一部分因急性根尖周炎未经彻底治疗而转归。慢性根尖周炎是指根管内由于长期有感染及病原刺激存在，根尖周围组织呈现慢性炎症反应，表现为炎性肉芽组织形成和牙槽骨破坏，由于病因、治疗方法、个体反应不一，表现为根尖肉芽肿、根尖周脓肿、根尖囊肿和根尖周致密性骨炎等。

（一）临床表现

一般无明显的自觉疼痛，有时患牙咀嚼时不适，患牙多有牙髓病史、治疗史、反复疼痛史；患牙龈部经常肿胀，或瘘管长期不愈；患牙可见深龋洞、牙变色、有充填体、楔状缺损等牙体组织病；探诊及电诊、温度诊均无反应；叩诊无明显反应或仅只有不适感，一般不松动；根尖囊肿较大时，根尖部的牙龈可呈半球状隆起、有乒乓球感，牙有移位。

X线牙片多可明确显示：① 根尖周肉芽肿时，尖周有1~2 mm的灰白色圆形阴影；② 根尖周脓肿时，边界不清、骨质疏松，呈云雾状；③ 根尖囊肿时，有1 cm或1 cm以上的圆形透影区，边界很清楚，并有一圈由致密骨组成的阻射白线围绕；

④ 根尖周致密性骨炎时，常表现为根尖部骨质呈局限性的致密阻射影像，无透射区，多在下颌后牙发现。

（二）治疗

① 根管治疗术。

② 根尖切除术：局麻下，弧形切开根尖部龈黏膜瓣，开窗暴露根尖，凿去有病变的根尖，连同肉芽等炎性组织一起刮尽，冲洗吸干，刮出血，严密缝合。

③ 根尖囊肿摘除术：在根管治疗术无效时选用。作弧形切口，但范围较大，术后反应大，需局部加压冷敷且周身应用消炎药物。

④ 意向性牙再植术：可用在牙外伤脱臼时，或不能进行根管治疗的患牙，最好在 15～30 min 内拔出牙齿。常见牙外伤脱落，此时切勿将牙齿随意丢弃，应将患牙用盐水冲洗后放盐水、牛奶或唾液中保存，一并就诊。

第五节　牙体组织疾病治疗概述

一、窝洞制备

窝洞是牙体、牙髓、根尖周病治疗的通道，窝洞制备是口腔内科牙体病治疗的基础操作，即用牙体手术方法将龋坏组织去净，制成具有抗力形、固位形、预防性的洞形，消毒治疗后，用不同性质的材料填入洞内，恢复牙体缺损外形，使其具有正常的咀嚼功能。

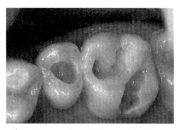

图 2-1-4　Ⅰ 类洞外型

通常将不同部位的龋病造成的窝洞按 Black 分类法分类：Ⅰ 类洞即磨牙、前磨牙的𬌗面洞，其次为上下牙腭颊面的洞，其洞形特点为似开盖的盒形洞（图 2-1-4）；Ⅱ 类洞即磨牙、前磨牙的邻面龋损所制备成的窝洞，其洞形特点为似双层相接的盒形洞；Ⅲ类洞即前牙邻面未累及切角的龋损所制备成的窝洞（包括邻面洞、邻舌面洞、邻唇面洞）；Ⅳ类洞即前牙切角缺失的洞，因它既要美观又要能咬合，且材料不能脱落，故其洞形特点为在前牙舌面作鸠尾扣，增大接触面，防止脱落；Ⅴ类洞即唇颊颈 1/3 的洞，因近髓，故洞不能深，洞底呈凸面，与牙面平行，即此洞为与洞底保持同一深度，呈半月状的盒形洞。

【制洞原则】

① 去净龋坏组织，保存牙体，保护牙髓。

② 有抗力形，即洞有一定深度，不得有空悬釉柱，不得使材料咬折。

③ 有固位形，即不使材料脱落，因此有的洞要求有鸠尾、倒凹和一定深度。

④ 有预防性，即防止龋再发生，洞缘应包括点隙沟裂易生龋的部分。

⑤ 有便利性，即视野应清晰，方便各器械进入龋洞，因此洞应有足够宽度。

【方法步骤】

① 寻入口，用小圆球钻，在方便部位进入龋坏区，去净龋坏组织。

② 要有足够的宽度和深度，用裂钻或圆球钻在牙本质内制洞（至少 1 mm）。

③ 修除锐角及悬壁，用裂柱形钻将窝洞的边缘制成壁直底平、无拐角的形态，同时作预防性扩展，消除点隙沟裂。

【注意事项】

① 涡轮速度极快，要有一定固定支点，喷水不宜过大，开始前应向患者提示，以免患者受惊，乱动头、舌，造成口腔舌腭颊损伤。

② 钻头工作长度及钻头露出机头的长度，均有科学数据。若钻头工作部分完全没入𬌗平面，则提示将要穿髓；若钻头露出机头的长度完全进入𬌗平面，则提示将穿通髓底。

③ 使用器械操作时要轻、慢、提（提拉钻头切削牙体组织），尽量利用切割力而不是压力，遇有出血或穿通，即时详查。

二、银汞合金充填术

【应用范围】

银汞合金充填术适用于龋病和其他牙体疾病的牙体缺损者，主要用于后牙和前牙舌面洞；牙髓病及根尖周病根管治疗完成后缺损恢复者。

【方法步骤】

① 寻入口，扩大洞形。

② 必须去净龋坏组织，需要的时候用龋蚀检知液染色。

③ 按各类洞型制洞，严重者可加钉或钢丝支架。

④ 深龋需先用氢氧化钙、氧化锌丁香油粘固粉、磷酸锌粘固粉、玻璃离子粘固粉垫底。

⑤ 隔湿，消毒，吹干洞底（放成形片），将少量调拌好的银汞放入洞内，分层加压，直至略高出𬌗面，再用充填器或磨光器加压，修整至正常𬌗面高。

⑥ 1~3 日复诊，用钻磨除高点、成形，用粗细橡皮轮磨光。

三、复合树脂充填术（可见光树脂充填术）

【应用范围】

由于树脂的色泽与牙色相似，主要用于前牙的牙体缺损修复，亦可用于前牙色素牙、氟斑牙的个别病牙，同样可作后牙充填。树脂种类很多，良莠不一，总的来说，硬度及抗磨损性不及银汞合金，并对牙髓有一定的刺激性，时间久了会变色和微渗。近年来，研究人员对树脂进行了改进，有流体注射式树脂，超细、超硬树脂等，如今趋向于用树脂代替银汞合金充填，以避免汞对医护人员、患者和环境等造成危害。

【方法步骤】

① 去净龋坏组织，清洗、消毒、吹干，用玻璃离子、磷酸锌粘固粉或氢氧化钙垫底，洞内不得沾有氧化锌丁香油粘固粉

或酚、油类制剂，消毒和垫底，否则将影响树脂固化。

② 将洞缘釉质磨成斜角为 30°~40° 的斜面，以增加固位强度。

③ 牙面或洞壁酸蚀 1 min，用水冲洗 40~60 s，吹干窝洞使其呈白垩色，尽量不使其被唾液再污染。

④ 涂釉质牙本质黏结剂，吹匀，用可见蓝光（绿光）照射 10~20 s，亦可不照射，待树脂填入后再照。

⑤ 选择与患牙色泽一致的树脂，填满窝洞，修整外形，略高于牙面，以便磨光，随即光照 20~40 s，若为深洞，则应分次充填光照，一般一次厚度不宜超过 2 mm。若为化学固化双糊剂树脂，则按洞的大小，各取等份，迅速调拌均匀，填满洞内，5 min内完成操作。

⑥ 磨光，以精细钻修整外形，粗细砂盘，橡皮杯磨光。

四、玻璃离子粘固粉充填术

该粉液调拌好后，色泽及热膨胀系数与牙体接近，对牙体有化学黏结和机械固位的作用，对牙髓、牙龈无化学刺激性，不导冷热，边缘封闭好，但抗压强度及耐磨性不高，现在改进型光固化树脂混合体性能良好。

【应用范围】

① 前牙唇颊龋洞及邻面洞。

② 各牙楔状缺损及根面龋。

③ 深洞垫底材料。

④ 头颈部放疗患者预防性的龋齿充填。

【方法步骤】

① 去净龋坏组织，制洞、冲洗吹干、常规消毒，再吹干。

② 将粉液按规定比例调匀，呈中稠糊状，2 min 内填满窝洞，初修外形，表面涂凡士林，待 5~6 min 后硬固。

③ 24 h 后用细砂片、磨光钻、橡皮杯等抛光。

五、间接盖髓术

间接盖髓术（图 2-1-5）使用的是具有消毒力又可控制感染，并可促进继生牙本质形成的制剂，常用的有氧化锌丁香油粘固粉、强的松抗生素氧化锌混合粉、氢氧化钙等，用以隔绝外来刺激，安抚、止痛，使牙髓充血消退。

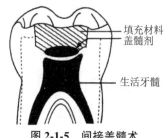

填充材料
盖髓剂

生活牙髓

图 2-1-5　间接盖髓术

【应用范围】

① 深龋伴有牙髓充血症状者。

② 去龋制洞时极为敏感者。

③ 外伤近髓未穿通的折断牙面。

【方法步骤】

① 用大球钻去除全部深棕色龋坏组织，对于浅色软化牙本质龋，用挖匙边去龋边看洞底。对无牙髓症状，又未穿髓的深龋可暂保留少量软龋。

② 温水冲洗，隔湿擦干龋洞后，于近髓处放置氢氧化钙盖髓剂，用氧化锌丁香油粘固剂暂封窝洞，或直接于近髓处放置氧化锌丁香油粘固剂封闭窝洞。

③ 2 周后无任何不适，可去除暂时封料，改为磷酸锌粘固粉或玻璃离子粘固粉封固，3 个月后再去龋后作永久性充填。

④ 若症状加剧，则应行牙髓治疗。

六、直接盖髓术

【应用范围】

直接盖髓术（图 2-1-6）适用于制洞时意外穿通髓角，或外伤牙折露髓，范围仅在 1 mm 以内者。

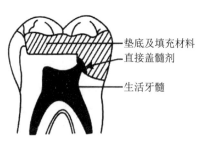

垫底及填充材料
直接盖髓剂

生活牙髓

直接盖髓术

图 2-1-6　直接盖髓术

【方法步骤】

① 用无菌温生理盐水冲洗龋洞，严密隔湿。

②用消毒棉球拭干窝洞。

③用已消毒的器械调制蒸馏水氢氧化钙糊剂或强的松复合抗生素糊剂（前者常用），将其轻盖在穿髓点，不得有任何压力，外放氧化锌丁香油粘固粉暂封。

④观察2周，若复诊无不适，且活力测试正常，则去上层部分暂补料，保留厚约1 mm的氧化锌丁香油粘固剂垫底，再选用磷酸锌粘固剂作第二层垫底后，用银汞合金或玻璃离子粘固粉充填。

七、牙髓切断术

【应用范围】

牙髓切断术（图2-1-7）适用于制洞去龋时意外穿髓，髓露点大于1 mm以上者；年轻恒牙早期部分浆液性牙髓炎；牙外伤致露髓，穿髓点较大，暴露时间较短者。

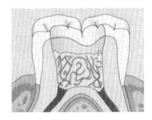

图 2-1-7　牙髓切断术

【方法步骤】

①局部麻醉。

②消毒口腔及患牙，隔离唾液，去净龋坏组织，用3%双氧水和生理盐水冲洗窝洞。

③再次吸干和消毒窝洞，穿通各髓角，用裂钻揭去髓顶，用锐利挖匙或大球钻在平根管口处切断牙髓，取出冠髓，冲洗、吸干、止血。

④在断髓面上覆盖盖髓剂，厚0.5～1.5 mm，并用小棉球轻压，使盖髓剂与断面密切接触，同时吸去多余水分，再用氧化锌丁香油粘固粉填满洞内作暂封。

⑤观察1～2周，如无症状，且电活力正常，则去除上层部分暂封料（保留1.5～2 mm），磷酸锌粘固粉垫底，银汞合金永久填充。

⑥术后3，6，12，24个月复诊，若盖髓后疼痛或牙髓坏死，改做根管治疗。

八、失活干髓术

【应用范围】

失活干髓术适用于各类急性牙髓炎及全身原因不能做局部麻醉，而需在无痛下进行牙髓根尖周病治疗的患者，可先应用药物失活。

【方法步骤】

① 于暴露牙髓点放火柴头大小失活剂（可因下上牙的穿髓大小、复诊时间长短而有区别），于穿髓点上再放一个小棉球或丁香油棉球，严密暂封窝洞。

② 确切告知患者按时（24，48，168 h）复诊，若有剧痛、牙龈痛或变紫黑色，应立即就诊。

九、干髓术

【应用范围】

干髓术通常为失活干髓术的后继治疗，适用于成年人因不可复性牙髓炎，炎症局限于牙髓冠部者；老年人因全身严重疾病行动不便或不能拔牙的牙髓病患牙。乳磨牙根尖尚未吸收的牙髓病患牙也可选用。

【方法步骤】

① 开髓，揭去髓顶。

② 用锐利挖匙去除失活冠髓组织，用无水酒精棉球擦净髓腔，亦可用生理盐水冲洗，吸干待治。

③ 隔湿、干燥髓腔后，将浸有甲醛甲酚溶液的小棉球置于根髓段面 1 min 后取出。

④ 取适量干髓剂，分别放于各根管口，用小棉球轻压，使之与髓面紧贴，髓底不宜放药（厚 1~1.5 mm）。

⑤ 用磷酸锌粘固粉填满髓腔及洞的 1/4，再以银汞合金或复合树脂充填，调𬭊后抛光。

十、开髓与拔髓术（去髓术）

【应用范围】

开髓与拔髓术适用于前牙各型牙髓炎、急性根尖周炎及牙折露髓、牙体严重缺损或正畸需要去髓的患牙等。

【方法步骤】

① 局部麻醉或阻滞麻醉。

② 去净龋坏组织，打开髓腔，去除牙髓，前牙从舌侧凹近舌隆突处开髓，要求尽可能与根管成直线。

③ 将已消毒的光滑针（棉花针）从根管壁一侧沿壁插入预定长度，遇有较大阻力，不宜过分用力，同时用光滑针把牙髓组织轻轻压向对侧壁，以增大间隙。

④ 将已消毒的拔髓针插入预定长度，将拔髓针压紧髓组织到对侧壁，轻轻旋转数圈，亦可同时插入数支拔髓针，同时旋转拔髓。

⑤ 完整拔除牙髓后，活髓用3%双氧水、生理盐水冲洗，较细、较弯曲根管拔髓后，用扩大针扩大根管，急性期根管内不放棉球捻，开放引流或封药。

十一、根管治疗术

根管治疗术为牙髓病、根尖周病的最佳治疗方法，与去髓术相似，但两者在根本观念及操作方面有区别。去髓术无须微根管、牙本质小管清扫去除及严格消毒，而根管治疗术必须去除根管壁的污染，且进行严格的根管内消毒，根管充填亦应选择消毒力持久的糊剂和紧密的根充材料。

【应用范围】

根管治疗术适用于急慢性牙髓病变；根尖周炎；牙髓牙周综合征；有系统性疾病不宜拔牙而又需治疗或暂时保留的患牙。

【方法步骤】

① 对于已开髓的牙和牙髓坏死的牙，去净洞内龋坏组织，揭开髓顶。

② 首先根据术前 X 线牙片的情况及根冠长度（切缘至根尖孔，或近颊尖至根尖孔的距离），将根冠长度减 1 mm 作为估计长度。

③ 将根管粗细适宜的扩大钻，按估计长度放好橡皮标志，作为测好的工作长度。

④ 依据测好的工作长度，标出光滑针、倒钩针及扩大钻、

扩大锉长度，先用光滑针探测根管情况，再将倒钩针沿根管一侧壁推进至工作长度，分数次取净残余坏死牙髓组织。

⑤ 按照工作长度及先钻后锉、先细（15#）后粗的原则，器械每次往返旋转小于180°，沿一壁向外拉动，沿根管四周不断变换位置，每完成根管壁清污后，冲洗吸干再换号重复操作，直至较初尖锉放大4个号为止（如初尖锉为15#，最后至少扩大针为35#~40#），亦有先扩大根上1/3，再扩根中1/3，最后扩根尖1/3的操作，可防碎屑出根尖孔。现在，还可用超声波根管扩大，此法可彻底清洁且高效。

⑥ 感染根管预备时，应视情况在根管内滴3%双氧水溶液或5.25%次氯酸钠溶液，根管扩大清洁完成后，用3%双氧水、生理盐水轻慢冲洗，针头放根管内一侧，根管口留有空隙以便液体回流，切勿堵塞根管口。

⑦ 用纸捻或棉捻放根管封药消毒。方法有两种：其一，用棉球蘸取药物置于根管口。其二，先放干纸捻或棉捻至根尖1/3，再用小棉球蘸药使其渗入纸捻。封药选择：一般情况下封樟脑酚棉捻3~5天；严重感染者可封甲醛甲酚棉捻5~7天；渗出物多时或复诊需较长时间可封碘仿棉捻14天；长期慢性感染，叩痛不明显者，可封抗生素加激素软膏棉捻14天；渗出物多且有侧穿者可封氢氧化钙14天。

⑧ 根管充填。一般认为根管预备和消毒后，如无自觉症状、无明显叩痛、无严重气味、无大量渗出液，即可充填根管。吸干根管，用光滑针将根充糊剂置入，沿根管壁顺时针旋转推进至工作长度，再轻贴一侧壁或逆时针旋转退出，重复送糊剂数次，然后将主牙胶尖蘸少许糊剂，插入根管至工作长度，视情况在根管内主牙胶尖上部四周加辅牙胶尖，在根管口平面用烧热的挖匙或探针去除髓室内牙胶尖。

⑨ 用磷酸锌粘固粉垫底，再用银汞合金或树脂永久充填。

第二章　牙周组织疾病

牙周支持组织发生病变，均属牙周组织疾病，也称牙周病。侵犯浅层牙周组织，称牙龈疾病；侵犯深层牙周膜、牙槽骨、牙骨质，称牙周病。这两类疾病种类较多，下面仅介绍常见病。

第一节　牙龈疾病

一、牙龈炎
牙龈炎主要是指病损在游离龈和龈乳头部的炎症。

（一）病因

在菌斑作用下，加上局部因素，如牙石、食物嵌塞、不良修复、正畸治疗、不良习惯等，以及牙位不正而引发或加重牙龈炎症。

（二）临床表现

自觉症状不明显，偶有局部发痒、发胀等不适，口臭，吸吮或刷牙时出血。龈缘及龈乳头色泽深红充血，较重时附着龈变红，点彩消失，龈沟加深 3 mm 以上，形成假性牙周袋，龈沟液增加。

（三）治疗

① 清洁牙面，彻底去净龈上下结石和菌斑。

② 使用抗菌斑制剂。用 3% 双氧水和 0.1%～0.2% 氯己定溶液冲洗，龈袋内上复方碘甘油。

③ 去除不良刺激，如不良修复体、充填体悬突等。

二、急性坏死性溃疡性龈炎
急性坏死性溃疡性龈炎是指龈缘及龈乳头处急性坏死的炎症，又称奋森氏龈炎、文森氏龈炎、"战壕口"。

（一）病因

该病主要为口腔内的文生氏螺旋体和梭状杆菌合并的厌氧菌感染。当患者全身抵抗力降低、过度疲劳、受到精神刺激、发生恶病质、患急性传染病、长期缺乏维生素 C、吸烟过多及口腔卫生不良时，易诱发本病。艾滋病患者常出现本病的症状。

（二）临床表现

① 多见于冬春季青壮年或营养不良及患传染病的儿童。

② 起病较急，口臭，流涎，口水中带血，龈疼痛，且周身不适。

③ 视诊可见龈缘及乳头坏死且形态消失，溃疡表面有灰、黄褐色假膜覆盖，龈边缘充血。

④ 擦去假膜为出血面，创面较平，中央有凹下区。

⑤ 易出血或自发出血，有特殊腐败臭味，口水多而黏稠。

⑥ 重者可有低热疲乏、下颌淋巴结肿大、龈组织坏死表现。龈组织坏死可致牙槽骨外露、牙周膜破坏、牙齿松动，甚至颜面软组织穿通，称走马牙疳。

⑦ 战时可因集体感染而流行。

（三）治疗

（1）局部治疗

① 及时去除坏死的龈组织，初步刮除大块龈上牙石及软垢。

② 用 1%~3% 过氧化氢溶液擦洗，释放出新生态氧，清创止血，灭菌除臭。

③ 洗后吸干创面，涂布甲紫溶液或 2% 米诺环素糊剂，亦可用 3% 过氧化氢加碘化钾冲洗，涂碘甘油、抗生素合剂。

④ 用 1% 过氧化氢、1∶5000 高锰酸钾溶液、碘伏含漱。

（2）全身治疗　采取静脉或口服抗生素，给予大量维生素 C、蛋白质等支持疗法。

（3）预防　煮沸用具，更换牙刷，注意口腔卫生及临床隔离。

三、急性多发性龈脓肿

急性多发性龈脓肿为累及边缘龈或龈乳头的局限性化脓性

感染。

（一）病因

患者原有全口慢性龈炎，当身体抵抗力下降时，如感冒、发烧、过度疲劳、睡眠不足等，局部细菌毒力增强而致本病。

（二）临床表现

① 患者自觉多处牙龈或乳头剧烈跳痛，唾液黏稠，口臭，起病急。

② 患者周身不适，体温升高，白细胞增多，局部淋巴结肿大，以春秋季青壮年多见。

③ 可见龈乳头鲜红，肿胀发亮，短时可发展成颊或舌侧乳头尖端形成脓肿，可自行破溃排脓。

④ 龈乳头两侧患牙叩诊敏感，口腔黏膜大面积充血。

（三）治疗

给予抗炎治疗，若脓肿形成，则及时切开引流。

四、妊娠期龈炎

妊娠期龈炎是指妇女在妊娠期间，牙龈慢性炎症加重，牙龈肿胀或形成瘤样改变，分娩后病损可自行减轻或消退。

（一）病因

妊娠前已有牙龈炎或亚临床牙龈炎，当血液中的雌激素和黄体酮及其代谢产物使牙龈内血管通透性增加，促使局部细菌繁殖，加上局部牙石的存在，将导致或加重本病。

（二）临床表现

① 原有牙龈炎，当妊娠 2~3 个月时，症状明显加重。

② 可发生于少数牙或全口牙龈，以前牙多见。

③ 龈缘和龈乳头呈鲜红色，且松软、光亮、肿胀肥大，有龈袋时探之出血。

④ 个别因牙列不正、咬合创伤，龈乳头增生呈扁圆形，有蒂，一般不超过 2 cm。分娩后，瘤体可自行缩小。

（三）治疗

① 去除一切局部刺激因素，如菌斑、牙石、不良修复等。

② 用 1% 双氧水和生理盐水冲洗龈袋，涂碘甘油类药物。

③ 瘤体较大时，可在妊娠4~6个月内手术切除，但术前必须告知患者可能发生的情况，获得患者本人的同意。

五、药物性牙龈增生

药物性牙龈增生是指服用某些药物而引起的牙龈纤维增生和体积增大。

（一）病因

长期服用抗癫痫药苯妥英钠，有40%~50%的人发生牙龈增生，年轻人发病多于老年人。现在又发现钙通道拮抗剂硝苯地平和环孢菌素、心痛定及避孕药也可使牙龈增生。同时口腔局部不洁、牙石及不良修复等刺激因素，也是该病发生的重要原因。

（二）临床表现

① 服药1~6个月后，患者可自觉多处或全口牙龈增大、肥厚，甚至可覆盖牙冠，刷牙不便。

② 可见龈缘及乳头组织增生，呈小球状突起，如结节或桑葚状，分布上下前牙或全口牙龈颊舌侧。

③ 牙龈质地坚韧，弹性下降，呈淡粉红色或灰白色，龈沟加深。

④ 严重时牙龈增厚，挤压牙齿变位。

⑤ 如继发感染，易出血。

（三）治疗

① 去除局部牙石等，加强口腔卫生，冲洗并上药。

② 嘱患者与医生联系，及时变更治疗药物。

③ 必要时行牙龈切除术。

第二节　牙周炎

牙周炎是指牙周支持组织的深部病损，除有浅层龈部炎症外，多伴有牙周膜、牙槽骨、牙骨质的炎症或破坏。

一、慢性牙周炎

有人称慢性牙周炎为成人性牙周炎，是最常见的一种牙周炎，约占牙周炎的95%。长期慢性牙龈炎者中，有少数患者的炎症向深部扩展而引起牙周炎，35岁以后患病率明显增高，病损程度亦严重。

（一）病因

① 主要病因为牙菌斑生物膜，主要由黏附于牙齿表面的细菌、细胞间物质、脱落上皮细胞和食物残屑等组成。正常情况下，该生物膜与人体的防御系统处于平衡状态，一旦细菌毒力增强或机体抵抗力下降，如在白细胞异常、患内分泌系统疾病等情况下，牙菌斑生物膜与机体防御系统的平衡被打破，就会导致牙周炎的发生。

② 局部因素：如食物嵌塞、牙列不齐、口腔不洁、有不良修复体及充填体等。

③ 其他：遗传因素、吸烟、糖尿病、精神压力等。

（二）临床表现

一般侵犯全口多数牙，少数仅发生于一组牙或个别牙，病程缓慢或以中等速度进展，其间出现间歇性的活动期及静止期，长达十余年或数十年。牙龈呈不同程度的慢性炎症，龈颜色暗红或鲜红，质地松软，点彩消失，牙龈水肿，探之牙周袋形成并溢脓，牙槽骨吸收，早期牙齿尚不松动，晚期深牙周袋形成，牙松动，牙周脓肿，咀嚼无力，不适。慢性牙周炎分为三度：

（1）轻度牙周炎　探之出血，牙周袋小于 4 mm，附着丧失 1~2 mm，X 线牙片显示牙槽骨吸收不超过根长 1/3，牙无明显松动。

（2）中度牙周炎　牙龈出血，牙周袋小于 6 mm，附着丧失 3~5 mm，牙槽骨水平或垂直吸收大于根长 1/3 但小于根长 1/2，牙周袋溢脓，患牙松动 1°~2°。

（3）重度牙周炎　牙周袋大于 6 mm，附着丧失大于 5 mm，X 线牙片显示牙槽骨吸收超过根长 1/2，探及根分叉，溢脓，牙松动 2°~3°，时发牙周脓肿、逆行性牙髓炎。

（三）治疗

牙周炎病程长，需要采取一系列综合治疗方法，并针对患牙的具体情况制订计划，不要轻易拔除患牙，3~6个月后定期复诊。2~3年后不再发病，方可认为治愈静止。

① 控制菌斑，强化个人口腔卫生。

② 彻底去除龈上下牙石，磨光牙及根面，以形成新附着。

③ 局部药物治疗：用3%双氧水、0.1%~0.2%氯己定、生理盐水、碘氧液或碘伏冲洗，牙周袋内再放入复方碘甘油、25%甲硝唑凝胶、螺旋霉素药膜等。

④ 全身药物治疗：甲硝唑200 mg，3~4次/日，7~10天；替硝唑首日2 g，以后每次1 g，1次/日；螺旋霉素200 mg，4次/日，5~7天；羟氨苄青霉素500 mg，3次/日，7天；四环素类药物250 mg，4次/日，2周；罗红霉素0.15 g，2次/日，5~7天。其他消炎止痛药物：芬必得、布洛芬等。

⑤ 建立平衡的𬌗关系、松牙结扎固定、调𬌗等。

⑥ 采用上述治疗方法一个月后复诊检查，若无疗效，对中度患者选用牙周手术，如牙龈再生术、翻瓣术、引导组织再生术、截根术、植骨术等。对无法保存、松动严重的患牙，尽早拔除。

⑦ 牙周支持疗法：注意全身营养，治疗全身疾病，服用中药，戒烟等。

二、青少年型牙周炎

青少年型牙周炎是早发性牙周炎中主要的一种，其主要致病菌不同，发生在牙周膜中，结缔组织非炎症性改变，引起牙槽骨吸收，导致牙齿松动、牙周袋形成，继而出现感染。

（一）病因

① 90%~100%伴放线放线杆菌为主要致病菌。

② 患者外周血的中性多核白细胞和单核细胞的趋化功能降低，吞噬功能障碍，常有家族性的牙周炎。

（二）临床表现

青少年型牙周炎分局限型和弥漫型两种，早期无明显症状，50%见于同母系的家族成员，后期破坏迅速。

（1）局限型

① 青春期前后发病，年龄一般较小，女性发病率高于男性。

② 局限于切牙和第一磨牙，若为全口患牙，则不超过14 颗。

③ 早期症状不明显，牙石很少，牙龈炎轻微，但有深牙周袋，探之出血，晚期可发生牙周脓肿。

④ X 线牙片显示，切牙呈水平型骨吸收，第一恒磨牙的邻面有垂直型骨吸收，若近远中均有垂直型骨吸收则形成"弧形吸收"。

⑤ 对病原菌有高水平血清反应。

（2）弥漫型

① 青壮年多在 30 岁以下。

② 侵犯全口多数牙。

③ 早期症状为牙齿松动、切牙扇形排列、后牙食物嵌塞、附着丧失和牙槽骨破坏呈迅速吸收而有间隙。

④ 牙龈炎症反应较轻，牙石少，口腔卫生较好。

⑤ X 线牙片显示切牙区牙槽骨呈水平型吸收，磨牙区呈垂直型吸收。

⑥ 对病原菌的血清抗体反应较弱。可检测出伴放线放线杆菌，白细胞趋化功能异常。

⑦ 家族中常有多人患相同疾病。

（三）治疗

预后较差，亦有自限性，由于自身因素、免疫缺陷和微生物群之间复杂关系的存在，不是所有病例都能得到控制，合理治疗可减缓进展和自限。

早期进行洁治、根面平整等彻底消除感染，定期复查并进行必要的后续治疗。

局部治疗和全身用药同慢性牙周炎。对于本病，可口服四环素 0.25 g（4 次/日），同时口服甲硝唑 0.2 g（3 次/日，7～10 天），抑制伴放线放线杆菌，疗效更好，并能抑制胶原酶的活性，阻止骨吸收，促进牙周组织再生。

此外，应用中药补肾固齿丸，可调整机体防御功能，牙移位者可通过矫形控制。

三、快速进展性牙周炎

快速进展性牙周炎是指在炎症持续一段时间内，病情进展迅速，破坏严重，疗效欠佳，多发生在 10~35 岁之间。

（一）病因

① 主要致病微生物为牙龈卟啉单胞菌、中间普氏菌、福赛类杆菌、倪艾肯菌、具核梭杆菌、直肠弯曲菌、螺旋体等。

② 66%~80%患者的中性白细胞趋化动能低下或自体混合淋巴细胞反应异常。有些患者对胶原 IgG 等有自身免疫反应。

（二）临床表现

多数患者年龄在 10~35 岁以下，牙齿受累及。病损呈弥漫型，累及大多数牙。有严重及快速的骨破坏，然后破坏自然停止或显著减慢。在活动期有急性龈炎，龈颜色鲜红，龈缘有肉芽性增殖，易出血并溢脓，菌斑牙面量不定。中性粒细胞或单核细胞功能缺陷。体重减轻、抑郁及周身不适。深牙周袋，早期多数牙松动。

（三）治疗

一般经常规治疗后，可有明显效果。亦有效果不佳而失牙的情况，治疗按细菌敏感进行，选用抗生素，基本用药和局部处理同青少年型牙周炎。

慢性牙周炎、青少年型牙周炎和快速进展性牙周炎的鉴别情况见表 2-2-1。

表 2-2-1　三型牙周炎鉴别

项目	慢性牙周炎	青少年型牙周炎	快速进展性牙周炎
病因	主要由牙石、微生物局部刺激引起	由以伴放线放线杆菌为主的混合菌致病	由以牙龈卟啉单菌为主的混合菌致病
白细胞趋化功能	不明显	功能降低，吞噬功能障碍	功能低下，自体混合淋巴细胞反应异常，对 IgG 有反应
发病	慢	间歇性破坏	迅速持续

续表

项目	慢性牙周炎	青少年型牙周炎	快速进展性牙周炎
发病年龄	多见于成人	35 岁以下，女性多见	10~35 岁
口腔卫生	差	一般或良好	一般
炎症范围	多数牙或全口牙	一组牙或全口牙	多数牙
牙周袋	浅而宽的骨上袋	普遍深袋	深袋
牙松动、移位情况	晚期出现，无移位	早期出现、晚期加重，上前牙呈扇状	早期松动，移位少
X 线牙片	牙槽骨水平吸收	牙槽骨混合吸收	牙槽骨混合吸收，广泛脱钙
治疗效果	一般良好	差，但有自限性	治疗可见效，但效果不佳

四、牙周脓肿（牙周炎伴发病变）

牙周脓肿是指牙周袋壁组织的局限性化脓性感染，可致牙周膜和牙槽骨破坏加重。

（一）病因

主要由革兰氏阴性厌氧菌和螺旋体致病，深牙周袋或迂回形牙周袋形成，渗出物引流不畅；洁治刮治术不当；牙髓治疗造成根部侧穿；机体抵抗力下降或全身疾病（糖尿病）严重等。

（二）临床表现

① 发病急，在患牙的唇颊侧或舌侧牙龈形成呈半圆形或半球状的肿胀。

② 自发性搏动性剧烈疼痛。

③ 全身症状一般不太明显，局部淋巴结肿大，白细胞轻度增多，可有味觉不适。

④ 牙龈发红、水肿，患牙可有肿胀感，叩诊触痛及松动。

⑤ 慢性脓肿一般无明显不适，可有咬合痛。

（三）治疗

① 服用消炎药物，控制炎症。如羟氨苄青霉素与甲硝唑联用，或用螺旋霉素、罗红霉素、替硝唑及非甾体抗炎药（如芬必得、布洛芬等）。

② 在脓肿出现波动时，表面麻醉下切开排脓，或用探针尖从袋内壁刺入脓肿，建立牙周袋引流。

③ 龈下洁治，冲洗牙周袋并向其内放药。

④ 脓肿消除后按情况行牙周手术治疗。

第三章　口腔黏膜疾病

一、单纯疱疹性口炎

（一）病因

单纯疱疹病毒感染患者及病毒携带者为本病的传染源。本病主要通过飞沫、唾液及疱疹液直接接触传播，也可以通过食具和衣物间接传播。

（二）临床表现

1. 原发性疱疹性口炎

原发性疱疹性口炎为最常见的由Ⅰ型病毒引起的口腔病损，以6岁以下儿童多发，患儿有接触史，经4~7天前驱期发热，头痛不适，烦躁不安。又经1~2天后，口腔黏膜、龈缘、龈附着广泛充血水肿，随即出现成簇小水疱，似针尖大小，疱壁薄而透明。水疱破溃引起大面积糜烂，上覆黄色假膜，疼痛，进食困难，患儿哭闹。经2~3天后，糜烂面逐渐缩小，愈合，不留瘢痕。

2. 复发性疱疹性口炎

复发性疱疹性口炎由原发性疱疹性口炎的Ⅰ型病毒潜伏感染所致，一般位于唇或近口唇处，故又称复发性唇疱疹。该病诱因很多，如阳光、机械损伤、轻度发热等，多见于成年人，前驱症状不如原发性。仅感周身轻度乏力和不适，很快在将要发病的部位出现刺痛、灼痛、痒、张力增加等症状，约10 h出现水疱，周围有红斑，24 h左右破裂、糜烂、结痂，个别可发生在牙龈和硬腭，一般病程约10天，不留瘢痕，但可有色素沉着。

（三）治疗

1. 应用抗病毒药物

① 阿昔洛韦，又名无环鸟苷，200 mg口服，4~5次/日，

5~7天为一个疗程；也可静脉滴注，150 mg/（kg·d），每 8 h 一次，连用5~7日。

② 利巴韦林，又称病毒唑，150~250 mg 口服，4 次/日；也可肌注，5~10 mg/（kg·d），2 次/日。

③ 干扰素，100 万~300 万单位，1~2 次/日，肌注。

④ 聚肌胞，1~2 mg，1~2 次/日。

在治疗本病期间禁止使用激素类药物。

2. 应用免疫调节剂

① 胸腺素，1~5 mg，1 次/日，肌注。

② 转移因子，2 mL 皮下注射，1 次/日。

③ 左旋咪唑，25~50 mg，3 次/日，口服，每周连用药 2 天，停药 5 天。

④ 吲哚美辛，25 mg，3 次/日。

⑤ 布洛芬，200 mg，4 次/日，3 个月为一个疗程。

3. 局部治疗

① 漱口剂，如 0.1%~0.2% 洗必泰溶液（葡萄糖酸、氯己定）、复方硼酸溶液、0.1% 依沙吖啶（利凡诺）、2%~2.5% 四环素溶液等。

② 抗生素糊剂，如 5% 金霉素或 5% 四环素甘油糊剂局部涂搽，0.5% 达克宁局部涂止痛。

③ 散剂，如锡类散、养阴生肌散、西瓜霜，用于黏膜。

④ 阿昔洛韦、疱疹净、酊丁胺、干扰素涂唇及皮肤。

4. 支持及对症处理

临床休息，补充维生素 B、维生素 C，消炎，抗感染，镇痛等。

二、口腔念珠菌病

（一）病因

本病是由白念珠菌所致，病原体侵入机体后，是否致病取决于其毒力、数量、入侵途径及宿主对病原体的防御能力。

① 口腔黏膜上皮病损，如上皮萎缩、增生、发育不良等，易被白念珠菌侵犯。

② 唾液的质和量降低，均有利于白念珠菌寄居和侵犯。

③ 先天性免疫功能低下（如胸腺萎缩）、接受较大剂量 X 线照射、患无 γ-球蛋白血症，以及患有影响免疫功能的网状内皮系统疾病（如淋巴瘤、白血病等），都容易并发念珠菌病。血清铁代谢异常被认为是口腔念珠菌病的病因之一。严重的免疫缺陷病常合并口腔念珠菌感染。新生儿体内调理素水平较低，易患口腔念珠菌病，即常说的"鹅口疮"。

④ 营养不良、维生素缺乏，也易导致口腔念珠菌病。

⑤ 医源性因子，如长期不恰当使用抗生素，致菌群失调，过量使用皮质类固醇免疫抑制剂，致机体免疫功能下降，从而易感口腔念珠菌病。

⑥ 长期戴义齿，口腔易储存细菌，也易引发口腔念珠菌病。

（二）临床表现

① 唇、舌等部位黏膜表面充血，覆盖有凝乳状白色小点，患者有疼痛感；如多处出现融合，被称为雪口症。多见于婴幼儿或衰弱者。

② 长期使用抗生素后，可见舌部舌乳头萎缩。

③ 口腔局部可有灼痛不适、干燥的感觉，撕去白膜呈鲜红出血创面。

④ 患儿有拒食、啼哭不安的表现。

⑤ 长期戴假牙者，基托下黏膜充血或不平、疼痛。

（三）治疗

以局部抗白念珠菌为主、全身治疗为辅。

① 局部药物：主要用 2%~4%碳酸氢钠溶液擦洗，0.05%甲紫水溶液、0.2%氯己定溶液和制霉菌素配伍成软膏等涂布。

② 抗真菌药物：如酮康唑（成人）200 mg 口服，1 次/日，2~4 周；氟康唑（首次 200 mg，1 次/日），以后 100 mg，1 次/日，7~14 天；伊曲康唑 100 mg，1 次/日。

③ 增强机体免疫力：胸腺素、转移因子肌内注射。

④ 对于义齿性口炎，必须用肥皂洗刷基托，消毒液浸泡，基板粗糙、过于老化者应重新制作。

三、复发性阿弗他溃疡

复发性阿弗他溃疡又称复发性阿弗他口炎，是口腔黏膜疾病中最常见、发病率最高的一种疾病。本病具有周期性、复发性特征，溃疡灼痛明显，故被冠以希腊文"阿弗他"（灼痛），具有自限性，能在 10 天左右自愈。

（一）病因

本病病因复杂且致病因素多。

① 免疫因素，如细胞免疫异常、患自身免疫病、免疫功能低下或缺陷。

② 遗传因素，如单基因、多基因遗传，常有家族史。

③ 系统性疾病或功能障碍因素，如消化道溃疡、精神神经障碍、月经期、妊娠期等。

④ 环境因素，如心理环境、生活环境、工作环境和社会环境等。

此外，还与维生素、微量元素、铜、铁、硒等缺乏有关。本病患者中女性多于男性、青年多于老人。

（二）临床表现

一般表现为反复发作的圆形或椭圆形溃疡，具有"黄、红、凹痛"的临床特征，按临床症状可分为三种类型：

1. 轻型复发性阿弗他溃疡

此型约占 80%，每次 1~5 个溃疡，独立散在口腔唇、颊或舌的黏膜上（图 2-3-1），溃疡呈圆形，直径 2~4 mm，一般不超过 10 mm，中央稍凹，基底软，表面有浅黄色假膜，创面清洁，周围有明显的约 1 mm 的充血红晕带，灼痛明显，初发时局部有不适、灼痛感，有针尖大红色小点，2~3 天后形成溃疡，由小增大，4~5 天后溃疡面停止扩大，刺痛感亦逐渐减轻，一周左右溃疡变平，范围缩小而自愈，自愈速度因人而异。溃疡复发的间隙期从半月至数月不等，甚至此起彼伏，连绵不断，持续多年。溃疡期有流涎，进食、说话时疼痛等不适表现。

2. 疱疹型复发性阿弗他溃疡

疱疹型复发性阿弗他溃疡又称口炎型口疮，溃疡小而多，直径不大于 2 mm，可散布在唇、颊、舌黏膜表面（图 2-3-2），可多于 10 个，或融合成片，疼痛较重，流涎，可伴周身不适、头痛、低热，局部淋巴结肿大。

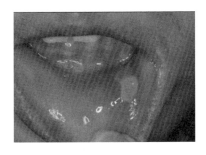
图 2-3-1　轻型复发性阿弗他溃疡

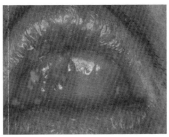
图 2-3-2　口炎型口疮

3. 重型复发性阿弗他溃疡

重型复发性阿弗他溃疡又称复发性坏死性黏膜腺周围炎，溃疡起时同轻型复发性阿弗他溃疡，一般单个出现，不断扩大，直径可达 10~30 mm，深似"弹坑"，边缘黏膜隆起，充血呈暗红或暗紫色。本病初始多发于口唇，有逐渐向后至咽旁及悬雍垂等的情况，病程长达 3~4 个月，疼痛较重可自限，愈合后留有瘢痕，组织缺损，全身反应较重，头痛、发烧、淋巴结肿大。

4. 白塞综合征

口腔损伤类似于轻型或疱疹型复发性阿弗他溃疡，但伴有其他症状。

① 皮肤损害，如结节性红斑，直径达 20 mm，高出皮肤，轻压呈鲜红或红色结节。

② 生殖器官与肛门周围有溃疡形成。

③ 眼睛可有结膜溃疡、虹膜睫状体炎，反复发作可使前房积脓而影响视力。

④ 其他可有关节炎、脉管炎、脑膜炎、肠道溃疡等。

（三）治疗

根据病情轻重和患者情况选用适当方法及药物，切勿一起用。

1. 局部治疗

（1）应用止痛药物　可选用 0.5%盐酸达克罗宁溶液、2%普鲁卡因溶液、2%利多卡因溶液，饭前局部涂抹。苯海拉明溶液或粉末敷于创面，亦可止痛。

（2）使用漱口水及含片　0.1%高锰酸钾溶液、0.02%洗必泰溶液含漱。西地碘片（华素片）0.8 mg，3 次/日，含服；溶菌酶片 20 g，3~5 次/日，含服。

（3）应用消炎药　可用金霉素药膜、1%曲安西龙软膏、素高捷疗软膏、复方皮质散（地塞米松 1.50~2.25 mg 或泼尼松 5~15 mg、盐酸氯己定 250 mg、次碳酸铋 100 mg 一起研磨）。中药锡类散、青黛散、冰硼散、养阴生肌散，少量局部涂抹，3~4 次/日；用庆大霉素注射液 8 万单位、地塞米松注射液 5 mL、2%利多卡因或 1%丁卡因 20 mL 加入生理盐水 200 mL 制成雾化剂，1 次/日，每次 15~20 min，3 天一个疗程。

（4）局部封闭

① 用曲安奈德 5~10 mg/mL、醋酸泼尼松混悬液 20 mg/mL，加等量利多卡因，每个封闭点局部浸润注射 5~10 mL。

② 理疗：利用激光、微波、口腔紫外线。

2. 全身治疗

（1）肾上腺皮质激素及其他免疫抑制剂　激素类：泼尼松 5 mg，3 次/日，口服；地塞米松片 0.37~0.75 mg，3 次/日，口服。细胞毒类：环磷酰胺 50 mg，2 次/日，口服；甲氨蝶呤 2.5 mg，2 次/日，口服，连服 4~6 周。

（2）免疫增强剂　主动免疫制剂：转移因子（TF），每周 1~2 次，上臂内侧或大腿内侧皮下注射；左旋咪唑，每片 15 mg 或 25 mg，3 次/日，服 2 日停 5 日，持续 4~8 周；胸腺素注射液，每支 2 mg 或 5 mg，每天或隔天肌注 1~10 mg；卡介苗，每支 0.5 mg，2~3 支/周，肌注 3 个月。被动免疫制剂：丙种球蛋白肌内注射，每隔 1~2 周一次，每次 3~6 mL。

（3）中药　昆明山海棠 0.5 g，2 次/日，口服。

（4）其他　针对系统性疾病、精神神经症状、营养状态等可以选用安神补心丸、谷维素、锌、亚铁等。

（四）预防

探索复发规律，寻找复发的致病因素，避免和减少诱因的刺激。调整生活与工作的节奏，调节情绪，均衡饮食，减少刺激性食物的摄入。

四、口腔白斑病

口腔白斑病是指非烟草、物理、化学因素引发，原因不确定，口腔黏膜上不具任何可定义的损害，一些白斑可能转化为癌的疾病。

（一）病因

（1）局部因素　口腔白斑病的发病率与吸烟的长短和多少成正比例关系，饮酒是发生口腔白斑病的独立危险因素，食用过烫或酸辣食物、嚼槟榔等局部理化刺激及白念珠菌感染等与口腔白斑病的发生有关。

（2）全身因素　包括微量元素、微循环改变、易感的遗传因素等，与银、钙、锰在机体中的含量呈显著负相关，维生素A缺乏可引起过度角化，维生素E缺乏能造成上皮的氧化异常，使之对刺激敏感而易患口腔白斑病。

（二）临床表现

（1）均质性白斑　发生在口腔黏膜任何部位的白色斑块，以颊、唇、舌多见，口底、牙龈及上腭亦可发生。其病变特点是白色斑块外形不规则，大小不一，边界清楚，略高于黏膜表面，厚薄均匀一致，四周无炎症反应（图2-3-3）。大多数患者无不适或有粗糙感。

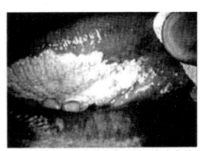

右舌腹部：有大片密集光泽呈灰白色的斑块，表面稍粗糙，边界清，稍高于黏膜表面，质软，下唇及周边色淡，表面平坦，有灰白色斑片。

图 2-3-3　均质性白斑

（2）颗粒型白斑　在发红黏膜上可见白色颗粒状病损，高出黏膜表面，呈毛刺状，小米粒大小，易发生糜烂或溃疡。可有刺激痛，或自发性疼痛。此型多与白念珠菌感染有关。

（3）疣状白斑 多见于腭、口底、唇、牙龈，呈不规则乳白色斑块，斑块高于黏膜面，表面不平，多呈结节或毛刺状突起。扪诊有粗糙感，自觉表面粗糙，易发生溃疡或糜烂，伴有轻微疼痛。

（4）溃疡型白斑 在白色斑块的基础上出现溃疡或糜烂，有明显刺激痛及自发性疼痛，可有或无局部刺激因素。

（5）皱纹纸状白斑 多见于口底及舌腹，表面粗糙，呈灰白色或白垩色的条纹状，边界清楚，周围黏膜正常，有粗糙不适感，亦可有刺激痛。

（三）治疗

（1）均质性白斑

① 去除局部刺激因素，如拔除残根、残冠，去除不良修复体，戒烟，戒酒。

② 经上述处理1~3个月后白斑未见减轻或消退者，应及时切除。

③ 确诊后可服用维 A 酸 0.5 mg，2~3 次/日；维生素 A 2.5 万单位，3 次/日；维生素 E 5 mg，3 次/日。

④ 局部涂布药：维生素 A 5 万单位局部注射，0.2%维 A 酸局部涂布，但不可用于充血、糜烂的病损。

⑤ 局部冷冻、激光、特殊波段光照射处理。

⑥ 长期随访。

（2）颗粒型、疣状及溃疡型白斑

① 去除局部因素。

② 对疑有恶变者应及时进行活检。

③ 如无上皮异常增生，可局部涂抹 0.1%~0.3%维 A 酸软膏，行冷冻、激光、特殊波段光照射处理及手术治疗。

④ 在治疗白斑的过程中，若发生增生、硬结、溃疡及上皮异常增生等改变时，应及时手术切除并进行活检。

⑤ 中医药治疗。

⑥ 随访。

五、口腔扁平苔藓

扁平苔藓是一种原因不明的非感染性疾病，分别或同时出现在口腔黏膜（图 2-3-4）和皮肤上，女性患者多于男性患者，学龄儿童到 80 岁老年人都可发病。

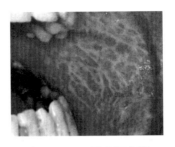

图 2-3-4　口腔扁平苔藓

（一）病因

与多种因素有关。

（1）感染因素　口腔扁平苔藓的病理切片中，有可疑病毒和细菌，近年来的报道与慢性肝炎，特别是与丙肝密切相关。

（2）免疫因素　口腔扁平苔藓是一种以黏膜内 T 细胞为主介导的炎症病变，T 细胞在组织内排列成特殊形式。

（3）精神因素　与失眠、情绪波动、更年期或经期、神经紧张等有关。

（4）遗传因素　曾在一个家庭中发现有数人发病；有些患者有家庭史。近来国内有学者报道，口腔扁平苔藓患者与 HLA-DR1 密切相关。

（5）内分泌因素　本病以女性多见，与妊娠期、更年期有关。有些女性在妊娠期间病情缓解，哺乳期后月经恢复时复发。

（6）系统因素　如与微循环障碍、高黏血症、血中一氧化氮浓度升高等有相关性。

（二）临床表现

1. 黏膜病损

本病初期多无症状，常偶然发现或在检查时发现，有患者仅有黏膜粗糙、木涩感，由于病变表现形式不同，可自觉有烧灼感，进酸辣食物后有疼痛感。黏膜病损多见于颊及颊沟和磨牙后区，常为对称性发病，亦可出现在口腔其他部位，部位不同，形式则有些差异，多呈由针尖大小的灰白色、珍珠白色丘疹组成的花纹，有网纹状、树枝状、环状或半环状，边缘有小丘疹放射状细纹，其特点为各丘疹和纹网之间黏膜色泽正常，有时伴发有皮肤病损。按照病损部位，口腔扁平苔藓可分成不同类型。

① 颊扁平苔藓：以磨牙龈沟多发，其次在咬合线，并可前后延伸，病损包含多种类型，有初发的网纹型、树枝型、条纹型、斑块型，直至晚期出现糜烂溃疡型，愈合后呈黑色素沉着的萎缩型。

② 舌扁平苔藓：仅次于颊部，多在舌前 2/3 的区域、舌背、舌腹、舌缘，以萎缩型多见，易与舌背丝状乳头萎缩混淆，常需活检确诊。

③ 唇扁平苔藓：下唇多于上唇，以网状、环状多见，糜烂或萎缩，应与其他疾病鉴别。

④ 龈扁平苔藓：常有附着龈充血，龈缘及乳头有白纹或糜烂，又称剥脱性龈炎。

⑤ 腭扁平苔藓：较少见，常可中央萎缩充血，边缘凸起呈白色。

2. 皮肤病损

多在四肢出现扁平丘疹，呈粟粒至绿豆大小或多角形，边缘清楚，紫红色病损，伴有瘙痒或黑色素沉着。

3. 指（趾）甲病损

甲部增厚或变薄。甲部扁平苔藓最多见于拇趾，甲板常有纵沟及变形。甲部损害一般无自觉症状，如继发感染，可引起周围组织疼痛。

（三）治疗

由于病因不明、病损顽固，因而对症治疗常可取得疗效，防复发和根治较难。

① 应去除局部刺激，戒烟、酒，不食辛辣刺激食物。

② 局部应用肾上腺皮质激素软膏、凝胶，消除感染性炎症，无充血、糜烂者可局部用 0.1%~0.2% 维 A 酸软膏涂抹。

③ 有充血糜烂者，局部抗炎、止痛促进愈合，可用激素局封，如泼尼松龙 1~2 mL 加入等量 2% 利多卡因组成混悬液行黏膜下局部浸润。病变较广泛及糜烂严重者，可口服皮质类固醇

20~30 mg/日，服用 2 周，按情况渐减，并可同时加服维生素 AD 丸、维生素 C，多可取得良好效果。

④ 昆明山海棠 0.5 g，3 次/日；雷公藤多苷片 0.5 ~ 1 mg/（kg·d），羟氯喹 200 mg，2 次/日，还可选用左旋咪唑、沙利度胺、氨苯砜、甘露聚糖肽（曾用名为多抗甲素）等。

⑤ 长期糜烂溃疡不能愈合者，应及时进行活检。若有恶变，进行肿瘤切除手术和全身用药。

⑥ 用氯己定漱口或制霉菌素含漱。

⑦ 中医中药治疗。

六、游走性舌炎（地图舌）

游走性舌炎是一种浅表性非感染性的舌部炎症（图 2-3-5），因病损形态和位置经常变更或此起彼伏而得名。

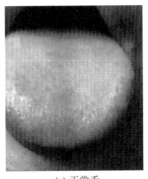 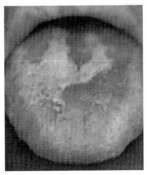

(a) 正常舌　　　　　　　　(b) 地图舌

图 2-3-5　正常舌与地图舌

（一）病因

病因尚不明确，多见于婴幼儿和少年，有时可随年龄增大而消退，亦可终生存在。本病可能与胃肠疾病、月经周期紊乱、贫血、精神压抑、失眠、劳累、感染性病灶、变态反应、营养缺乏有关。个别有家族遗传史。

（二）临床表现

① 儿童多见，成年人中女性患者多于男性患者。

② 多发于舌背中央、舌尖及舌缘。

③ 病损部位由周边区和中央区组成，中央区表现为丝状舌乳头萎缩微凹、黏膜充血发红、表面光滑的剥脱样红斑。周边区表现为丝状乳头增厚，呈黄白色条带状或弧线状分布，宽约数毫米，与周围正常黏膜形成明晰的界线。

④ 病损突然出现，可持续数日或数周不变，也可在一昼夜间原萎缩区恢复正常。因病变位置及形态不断变化，似在舌背"游走"。

⑤ 有自限性和间歇期，并常有舌沟纹。

⑥ 一般无不适感，当合并感染时，有钝痛、烧灼感。

（三）治疗

由于病因不明，且预后良好，因此一般不需要治疗。医生可适当解释病情，消除患者顾虑，嘱其加强口腔卫生。局部处理，可用 3%~5% 碳酸氢钠、0.05% 氯己定含漱。若症状较重，则可分析可能因素，并去除口腔感染病灶，控制继发感染，对症处理。

七、灼口综合征（舌痛症）

灼口综合征是指发生在口腔黏膜，以烧灼样疼痛感为主的症状群，临床未见器质性病损和组织学上的改变，以舌部为主要发病部位。

（一）病因

病因复杂，有关因素可能有三：

（1）局部因素　如牙石、尖锐牙尖、不良修复体、对义齿材料或口腔充填材料过敏、烟酒理化刺激、口腔霉菌感染等。

（2）系统因素　如更年期综合征，糖尿病，维生素缺乏（特别是维生素 B_{12} 缺乏），叶酸、铁锌等缺乏及长期滥用抗生素、抗焦虑药、利尿剂等。

（3）精神因素　约 67% 的此类患者有心理问题，包括人格因素、恐癌心理等。

（二）临床表现

① 舌烧灼样疼痛或麻木感、刺痛或钝痛不适。

② 疼痛以舌根为主，可在一侧或两侧，亦有舌缘、舌尖、全舌痛的表现。

③ 可整天疼痛，过多说话、休息时加重，晨轻晚重，在工作紧张、吃饭、熟睡、饮酒、进食时疼痛不加重，或疼痛减轻甚至消失。

④ 一般舌局部黏膜正常，无充血、溃疡或包块，舌运动自如。

⑤ 患者多为女性，伴有更年期综合征或精神紧张、抑郁、糖尿病、贫血等。

（三）治疗

① 消除可能病因，停服可疑药物，更换假牙及口腔修复材料。补充维生素、铁、锌等。

② 对症治疗：可局部涂抹表面麻醉剂（0.5%达可罗宁溶液），口服谷维素 10 mg（3 次/日）、舒乐安定 1 mg（3 次/日）、必漱平 8 mg（3 次/日）、维生素 B_{12} 25 mg（3 次/日）、叶酸5 mg（3 次/日），或用维生素 B_{12} 1000 μg，肌注，1~2 次/日，10 天；维生素 B_{12} 500 mg+2%利多卡因 1 mg，1~2 日舌神经封闭一次。

③ 心理治疗。

④ 中医药治疗。

八、唇炎

唇炎是发生于唇部的炎症性疾病的总称。唇是口腔的门户，唇红是黏膜与皮肤的移行部位，独特的生理环境决定了唇部是口腔最易受到伤害的部位，也是皮肤和黏膜最易出现病损的部位。除某些全身疾病和其他口腔黏膜疾病在唇部表现外，唇炎是发病率最高的唇部疾病。根据病程、临床、病理的不同，唇炎可分为不同的类型。

（一）慢性唇炎（慢性非特异性唇炎）

1. 病因

病因尚不明确，可能与温度及某些化学、机械性因素的长期持续刺激有关，如吸烟、咬唇等；也常见于高寒地区或气候干燥季节；个别与精神因素有关。

2. 临床表现

病损只发生在上下唇，以下唇为重。男女均可发现，30 岁以前女性多发。

① 唇红部可表现为干燥、脱屑、皲裂、渗出、糜烂、结痂等不同症状。

② 一般唇红色泽正常，有轻重不等的脱屑或唇周皮肤充血水肿形成唇外圈，故慢性唇炎又称慢性脱屑性唇炎。

③ 发生感染者，唇红部糜烂，有大量渗出，表面形成黄痂，易出血，可形成血痂，故慢性唇炎又称慢性糜烂性唇炎。

④ 有的患者自觉无明显不适感，但多数患者唇部干燥，有灼热感或疼痛，糜烂者自觉疼痛明显，进食、言语不便。

⑤ 反复发作，时重时轻，寒冷干燥季节或地区易发。

3. 治疗

① 避免刺激因素，改掉咬唇、舔唇习惯，戒烟、酒，忌食辛辣食物，避免风吹和寒冷刺激。

② 干燥脱屑为主者，可使用抗生素软膏。

③ 有皲裂、渗出结痂者，应先用 0.1% 雷佛奴尔溶液、3% 硼酸溶液或 0.05% 洗必泰溶液局部湿敷，渗出及皲裂基本愈合后才能涂抗生素软膏。

④ 症状严重者可用曲安奈德（确炎舒松）溶液、泼尼松龙混悬液局部注射，每周一次，每次 0.5 mL。

⑤ 维生素 A，每片 2.5 万单位，每日口服 1 片，可帮助杀菌、消炎。

⑥ 中医中药治疗。

（二）光化性唇炎

1. 病因

光化性唇炎分为急性和慢性 2 种，是由过度日光照射或对紫外线敏感所致，症状轻重与光线强弱、照射时间、范围及个体敏感度有关。

2. 临床表现

（1）急性光化性唇炎

① 近期有强烈阳光或紫外线照射史。

② 唇红明显充血肿胀，色深红，继而出现成簇小水疱，疱破后形成鲜红色的表浅糜烂，有渗出，结痂易开裂出血。

③ 自觉唇灼热、刺痛、进食及说话不便。

④ 2~4 周后可能自愈或转为亚急性或慢性，局部有色素沉着。

⑤ 若感染则唇表面化脓结痂、疼痛加剧。

（2）慢性光化性唇炎

① 有长期日光照射或户外工作史。

② 唇红部反复出现干燥、灰白秕糠样鳞屑、皲裂、肿胀现象，时重时轻，不出血。

③ 个别人唇红局限性增厚，出现灰白色角化纹或口周皮肤脱色，可发生癌变。

3. 治疗

① 避光、戴帽，涂防晒剂，如 5%氯喹软膏、5%二氧化钛软膏。避免使用或服用光敏药物、食物，如磺胺类药物、四环素、金霉素及富含叶绿素的蔬菜。

② 有渗出、糜烂时，用 0.1%雷佛奴尔溶液或 0.05%洗必泰溶液局部湿敷。

③ 无渗出时，唇红部可涂抗生素及皮质类固醇软膏，如四环素软膏、氢化可的松软膏。

④ 重者可口服氯喹 0.125~0.250 g，2 次/日，两周后减一半量，1 次/日；烟酰胺 100 mg，3 次/日；对氨基苯甲酸 0.3 g，3 次/日；复合维生素 B 1~2 片，3 次/日。

⑤ 可应用二氧化碳激光照射法、冷冻疗法、光动力疗法等。

⑥ 疑有癌变时，应手术切除。

（三）腺性唇炎

腺性唇炎是以下唇肿胀，偶见上下唇同时发生肿胀为特征的唇炎，病损主要累及唇口缘及唇部内侧的小唾液腺。

1. 病因

病因尚不明确，有常染色体显性遗传可能。后天可能与致敏物质有关。吹乐器者多发。根尖病灶、紫外线、克罗恩病等可致本病。

2. 临床表现

① 多见于中年以上人群，女性患者略多于男性患者，病程缓慢，下唇多发病。

② 发病后唇黏膜增厚，扪诊可触及唇内侧有多个散在粟粒样小结节，唇黏膜有紫红色针尖大小颗粒突起，中央有针尖样小孔，形似筛孔。

③ 挤压唇有透明黏液渗出，入睡后上下唇红常粘连，拉开唇缘，有呈丝状黏液薄痂。若继发感染，则出现脓性渗出。

④ 病程长者，可形成巨唇或唇外翻，深部化脓型可有癌变。

3. 治疗

① 去除病灶和刺激因素。

② 轻者可口服 10%碘化钾溶液 10 mL（2 次/日）或局部注射泼尼松龙混悬液或放射性同位素^{32}P 局部贴敷。

③ 继发感染者，全身应用抗生素。

④ 唇部用 0.1%雷佛奴尔溶液湿敷后，涂四环素、氢化可松软膏。

⑤ 唇肿明显者，可行唇成形术。

第四章　口腔疾病与全身疾病的关系

口腔是全身器官的一部分，与五官、颅脑相邻，又是进入体内消化系统、呼吸系统的门户，故口腔病变可直接波及这些器官和系统。更有甚者，某些口腔疾病实为全身疾病的临床体征之一，或全身疾病在口腔的早期体现。口腔疾病的感染或病毒，也可造成全身疾病时起时伏，人们常说"病从口入"，事实上不仅如此，在正常情况下人们所需的营养素都是从口进入的，以保证身体健康，所以更应该说"健从口入"。

第一节　与口腔疾病相关的全身疾病

一、心脑血管疾病

口腔感染是引起急性或亚急性心内膜炎、冠心病等的诱因之一，有 10%~30% 的心内膜炎患者与牙源性感染或不当牙周洁治有关。有报告显示，从冠心病患者的血管壁找到与牙病细菌相关的脂多糖及毒素，且在动脉血管内壁的粥样硬化斑上也有相同细菌的踪迹。

二、眼部疾病

虹膜炎、睫状体炎、脉络膜炎及神经炎等与口腔病灶感染有关。在 600 名虹膜炎及睫状体炎患者中，由口腔疾病引起者约为 10%。去除病灶牙后，眼部疾病会取得满意疗效。

三、呼吸系统疾病

调查发现，不洁的口腔是引发肺炎的一个主要因素。慢性肺部感染患者及肺功能降低者中，口腔卫生不良者是口腔卫生良好者的 1.77 倍。

四、消化系统疾病

幽门螺杆菌是慢性胃炎、胃溃疡、胃癌的主要致病菌。近年来研究发现，牙周病患者及口腔卫生不良者，口腔幽门螺杆菌显著增多，并致胃炎反复发作，治疗效果不好。

五、关节炎

内科医生早就认定风湿性和风湿型关节炎与口腔抗溶血性链球菌抗体有关，拔除病牙或治疗后，关节症状明显好转。

六、皮肤病

痤疮、脂溢性皮炎、癣、牛皮癣、荨麻疹等都可能与口腔病灶有关，处理好病灶牙及牙周炎，皮肤病的症状可消失或减轻。

七、神经精神疾病

口腔许多常见顽疾与心情有关，如复发性阿弗他溃疡、扁平苔藓、牙周变性、夜磨牙症等。

八、其他

陆续有研究指出，肾脏疾病、肾病综合征、神经炎、面神经麻痹等与口腔健康关系密切。

此外，1996 年有文章指出患重度牙周病的孕妇生出低体重儿的概率是牙周正常孕妇的 7.5 倍。

第二节　全身疾病在口腔的表现

一、血液及出血性疾病

血液病早期常常可以出现或反复出现口腔黏膜和牙龈症状，且较易被发现。例如，患白血病时，牙龈增生、肿大呈平台状，牙龈颜色苍白或呈紫红色，黏膜及龈有瘀点、龈坏死，淋巴结肿大，疼痛不明显；贫血时，黏膜苍白，舌的丝状、菌状乳头萎缩，黏膜及舌有烧灼感，有的患者会有小量出血、瘀点。血小板减少者，口腔多有出血倾向，黏膜下血肿，若手术或拔牙时，常可见出血不止等。

二、营养性疾病

营养缺乏也易在口腔表现。例如，维生素 A 缺乏可引起牙龈炎、龈增生肥大及牙周炎，还可导致恒牙萌出迟缓、釉质发育不良；维生素 B_2 缺乏时会出现口角炎，唇炎，舌炎，舌干燥，舌丝状乳头萎缩、菌状乳头充血等；叶酸缺乏时会出现严重的舌炎、广泛的口炎及牙龈炎，舌尖舌缘充血肿胀呈火红色，舌痛，糜烂或小溃疡等；维生素 C 缺乏又称坏血病，轻度时症状不明显，严重时牙龈红肿、增生肥大，特别是龈乳头最显著，质松，易出血，血腥样口臭，牙槽骨吸收，牙齿松动甚至脱落。维生素 D 缺乏时主要表现为佝偻病，患儿釉质发育不良、多龋、萌牙迟缓、错殆。

三、内分泌系统疾病

糖尿病患者牙周病的发病率高出正常人 3 倍，无牙殆率高出 15 倍，常表现为龈颜色深红，炎症部位易出血，呈肉芽样，牙周脓肿，牙迅速松动，舌颜色深红、肿胀，有牙痕、沟裂，刺痛，有烂苹果味及口干等症状。甲状腺功能亢进者，常出现颌骨多囊性瘤样病变、颌骨骨折、牙周炎等。

四、特异性感染及过敏性疾病

口腔特异性感染可与全身疾病同时存在，亦可单独发生，如口腔硬下疳（梅毒）、梅毒树胶肿、梅毒性舌炎、口腔结核。艾滋病患者口腔内的病损可有白斑、口腔黏膜白念珠菌感染、波及全龈的牙龈炎（呈紫红色肿胀）、口腔卡波西肉瘤、唾液腺感染。最常见的过敏性疾病为过敏性口炎，可见口腔前部、唇舌、颊腭侧黏膜广泛迅速糜烂、充血，有剧痛感，同时伴有全身皮肤症状及过敏史。

第三节 关于慢性牙源性病灶感染

病灶是指局限性被感染的组织或器官，常以慢性炎症的形式存在，其内的微生物或分解产物通过血液循环或淋巴管，使不与病灶直接相连的远隔组织发生器质性或功能障碍，称为病灶感染，牙周病和慢性根尖周炎常引起相关全身疾病，确切地说应称为慢性牙源性病灶感染。

口腔病灶学说曾一度流行，因此引发了大量拔牙事件。而在某项相关研究中，1024 例病例在去除病灶后，根据疗效调查结果，仅有 18% 症状缓解，87% 无变化或加重。因此，我们应认识到，人体内存在的病灶并不一定引起疾病；牙源性病灶牙周炎和慢性根尖周炎大多可以治愈，无须拔除患牙；许多不明原因的症状和疾病并非都能用"牙源性病灶"解释。只有全身疾病与牙源发作多次相连，或者检测出两个不同部位病变为同一病因的抗原、抗体，用相同方法治愈牙病后，全身疾病症状亦消退，此时方可考虑彻底去除"牙源性病灶"。

在处理"牙源性病灶"牙周炎或慢性根尖周炎时，应用预防性抗生素，加强手术前后消毒，手术时操作轻柔，尽量减小损伤范围。

第三篇

口腔颌面部外科疾病防治

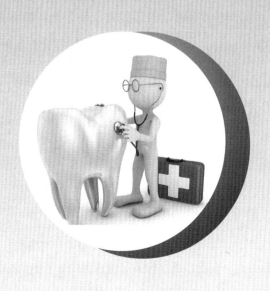

第一章 口腔颌面部外科局部麻醉

局部麻醉简称局麻，是指用局部麻醉药物暂时阻断机体一定区域内神经末梢的感觉传导，从而使该区疼痛消失。确切地说，应该是局部无痛觉，其他感觉如触压觉、温度觉等依然存在。

局麻不需要特殊设备，术者可独立操作，一般无须麻醉医师参与。术前无须特别准备，患者保持清醒，术后无须特别护理，安全性相对较高。局麻药常与血管收缩剂合用，具有术区清晰、便于手术进行等优点。

第一节 口腔局部麻醉药物

常用的局麻药有以下几种：

1. 普鲁卡因

普鲁卡因属酯类局麻药，具有良好的局部麻醉作用，毒副作用小，性能稳定。临床上，常用 1%~2% 普鲁卡因做浸润麻醉和阻滞麻醉，每次用量不超过 1 g。为提高药效、延长作用时间，常加入少量肾上腺素 [1:（100000~200000）]。使用普鲁卡因，患者有时会出现过敏性休克。

2. 利多卡因

利多卡因属酰胺类局麻药，局部麻醉作用比普鲁卡因强 2 倍、维持时间长 1 倍，毒性也相应较大。由于其渗透和扩散性强，因而常使用 2%~4% 利多卡因做表面麻醉；用 1%~2% 利多卡因做浸润麻醉和阻滞麻醉，每次用量不超过 0.4 g。目前，利多卡因在口腔科运用最多。

3. 丁卡因

丁卡因属酯类局麻药，又称地卡因。其作用迅速，渗透力强，毒性较大，主要用 2% 丁卡因做黏膜表面麻醉，每次用量不超过 20 mL。

4. 阿替卡因

阿替卡因属酰胺类局麻药，主要成分为 4%盐酸阿替卡因加肾上腺素 1：100000。其起效时间为 2~3 min，对组织渗透性强，麻醉效果好，毒副作用小，现广泛用于临床，注射时速度要慢，一般不得超过 1 mL/min。

第二节　口腔局部麻醉方法

一、表面麻醉

表面麻醉是将局麻药涂布或喷雾于皮肤或黏膜表面，使末梢神经麻痹，达到镇痛的目的。临床上一般用 1%地卡因或 2%~4%利多卡因做表面麻醉，常用于浅表的黏膜下切开引流、松动的乳牙拔除，舌根、软腭或咽部检查。

二、浸润麻醉

浸润麻醉是将局部麻醉药物注射于组织内，以阻断神经末梢的传导，产生镇痛效果，临床上常用于口腔颌面部软组织范围内的手术及牙、牙槽突的手术。常用药物为 1%~2%利多卡因或 0.5%~1%普鲁卡因。

三、阻滞麻醉

阻滞麻醉是将局部麻醉药物注射于神经干或主要分支附近，以阻断神经末梢传入刺激，使该神经分布区域产生麻醉效果。此法能麻醉比较广泛的区域，使用药物剂量少，麻醉效果完全，麻醉作用深，维持时间长。进行阻滞麻醉前，要熟悉口腔颌面部的局部解剖，特别是三叉神经的行程与分布，以及注射标志与有关解剖结构的关系，严格按照无菌要求操作，以免污染深层组织而引起感染。推注药物之前应回抽检查有无回血，回抽无血即可注射局部麻醉药物。

（一）拔下颌牙时常用的阻滞麻醉方法

1. 下牙槽神经阻滞麻醉

下牙槽神经阻滞麻醉常用口内注射法。患者张大口时，可见磨牙后方、咽腭弓之前有一纵行的黏膜皱襞，即翼下颌韧带。它与上下颌牙槽嵴相距的中点线外侧 3~4 mm 的交点即为注射标志。注射时，让患者张大口，将注射针放在对侧口角，即第一、二双尖牙之间，与中线呈 45°，注射针应高于下颌面1 cm，并与之并行，从注射标志处进针直达骨面，约深 2.5 cm，回抽无血即可注入 2~3 mL 麻醉药，麻醉下牙槽神经。

2. 舌神经阻滞麻醉

舌神经位于下牙槽神经前内方约 1 cm 处，在行下牙槽神经阻滞麻醉口内法注射后，将注射针退出 1 cm，注射 0.5~1 mL 麻醉药，即可麻醉舌神经。

3. 颊神经阻滞麻醉

将针推至肌层、黏膜下时注射麻醉药 0.5~1 mL，即能麻醉颊神经。拔下颌牙时需同时麻醉同侧的下牙槽神经及舌、颊神经，才能达到无痛拔牙的目的。上述操作结束 5 min 后，患者感到同侧口角、下唇及舌尖麻木、肿胀，即表示麻醉生效，此时可进行拔牙手术。

（二）拔上颌牙时常用的阻滞麻醉方法

1. 上牙槽后神经阻滞麻醉

上牙槽后神经支配除第一磨牙颊侧近中根外的同侧磨牙、牙槽突及其相应颊侧黏骨膜、牙周膜。行上牙槽后神经阻滞麻醉时，一般从上颌第二磨牙远中颊侧根部的前庭沟进针，使注射针与上颌牙的长轴呈 40°，使针尖一直紧贴上颌骨表面向后上内方刺入 2 cm，回抽无血即可注入麻醉药 2 mL。

2. 腭前神经阻滞麻醉

腭前神经支配同侧双尖牙和磨牙的腭侧牙槽骨和牙龈等。腭前神经阻滞麻醉的注射标志为腭大孔表面黏膜的小凹陷处，从平面观，腭大孔位于上颌第三磨牙腭侧龈缘至腭中线连线的中外 1/3 处。注射时，先让患者头后仰，张大口使上颌𬌗面与地面呈 60°，注射针在注射标志稍前方刺入腭黏膜，向上后方推进至骨面，回抽无血即可注入 0.5 mL 麻醉药，由于腭黏骨膜瓣与腭骨附着紧密，因此注射时需较为用力，可见黏膜发白。注射麻醉药不可过量，注射点不可偏后，以免麻醉腭中、后神经，使软腭、悬雍垂麻木不适而出现恶心、呕吐症状。

3. 鼻腭神经阻滞麻醉

鼻腭神经支配两侧尖牙腭侧连线前方的牙龈、腭侧黏骨膜和牙槽骨。鼻腭神经阻滞麻醉的注射部位是左右尖牙连线与腭中线交点处的梭形腭乳突。让患者张大口，头向后仰，把注射针从腭乳突侧缘刺入黏膜，然后把针摆向中线，平行于中切牙长轴方向，向后上方推进约 0.5 cm，注入 0.5 mL 麻醉药。由于该处组织致密，因此注射麻醉药时需用较大的力。

第三节 麻醉药品使用前及操作中注意事项

一、麻醉药品使用前注意事项

① 询问患者有无麻醉药品过敏史。要特别注意过敏反应在同类局麻药中的交叉现象，例如对普鲁卡因过敏者，也不能使用地卡因。

② 询问患者有无全身系统性疾病，特别注意是否有心血管系统疾病。

③ 核对麻醉药品品名是否正确，是否在使用有效期内。

④ 确定是否加用血管收缩剂（一般是肾上腺素），如加用应考虑手术时间、术中止血及患者的机体状况等因素。

⑤ 肾上腺素使用安全剂量，正常健康人每次注射含 1:100000 肾上腺素的利多卡因的最大剂量为 20 mL（肾上腺素 0.2 mg），有心血管疾病者为 4 mL（肾上腺素 0.04 mg）。

⑥ 根据患者年龄、机体状况、手术时间、麻醉方式确定每次注射麻醉药品的剂量。

二、麻醉药品操作中注意事项

① 操作前，再次核对麻醉药品品名是否正确，是否在使用有效期内。

② 准确地按解剖部位进针，避免血肿、暂时性面瘫等并发症发生。

③ 注射过程中要稍慢，同时密切观察患者，如有意外，立即停止。

④ 阻滞麻醉要注意回抽，以免误入血管，引起中毒反应。

⑤ 如术中需追加麻醉药品，应评估患者耐受该种麻醉药品的最大剂量，即一次最大剂量。

⑥ 麻醉药注射后到此次治疗完成之前，妥善保存注射器和麻醉药品的安瓿，以供发生意外时核对。

第二章　牙拔除术

第一节　拔牙适应证和禁忌证

一、拔牙适应证

① 牙体牙周病不能行保存治疗的牙齿，如残根、残冠、极度松动的牙齿。

② 多生牙、异位牙等影响咀嚼功能者。

③ 乳牙滞留，影响恒牙萌出者。

④ 智齿阻生，反复引起冠周炎者。

⑤ 外伤后牙冠折断至龈下或同时有牙根折断无法修复者；位于骨折线上的牙齿伴有感染影响骨折愈合者。

⑥ 影响义齿修复设计、矫正设计、按治疗计划需要拔除的牙齿。

⑦ 放射治疗前需要拔除的牙齿。

⑧ 引起身体其他疾病（如风湿性心脏病、细菌性心内膜炎、肾脏病、上颌窦炎、虹膜睫状体炎等）的可疑病灶牙，可考虑拔除。

二、拔牙禁忌证

① 血液病：如血友病、再生障碍性贫血、血小板减少性紫癜、白血病等伴有凝血障碍，拔牙后可因出血不止而危及患者生命。如必须拔牙，建议住院并在与内科协作下，采取有效防治出血的措施，然后进行拔牙。

② 心血管疾病：如对于高血压、心脏病患者，应事先了解其病情轻重、性质，是否经内科治疗得到控制，然后考虑拔牙时机。决定拔牙时还应分不同情况给予术前术后药物，以防意外。

③ 其他慢性病：如对于严重的糖尿病、肺结核、肝肾疾病

等患者，应经内科治疗，待病情好转后再考虑拔牙。

④ 对于急性传染病、口腔黏膜急性炎症、口腔恶性肿瘤患者，在决定治疗方案前，均不宜拔牙，以免导致患者病情加重、肿瘤扩散等。

⑤ 妊娠期：在怀孕前三个月和后三个月内，为了避免流产和早产，不宜拔牙。

⑥ 全身健康状况较差，或在饥饿、疲劳、睡眠不足等情况下，最好暂缓拔牙。

⑦ 月经期妇女一般暂缓拔牙。

第二节 术前准备和拔牙器械

术者要认真核对以下问题："拔哪个牙？为什么拔牙？现在能不能拔？"，做到心中有数，并向患者解释清楚，消除患者顾虑。

调整椅位，对好光源，使患者舒适，术野暴露清楚，便于手术操作。

准备拔牙器械。常用的拔牙器械有牙龈分离器、牙挺、牙钳和刮匙等（图3-2-1）。为适应牙齿的形态和不同部位，拔牙钳有不同类型，应根据所拔牙齿选用。

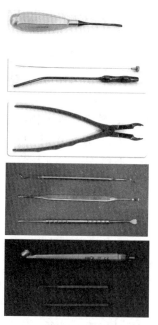

图 3-2-1 拔牙常用器械

第三节 拔牙步骤及方法

一、分离牙龈

用牙龈分离器从龈沟插入，将附着于牙颈周围的龈组织分离，以免拔牙时造成牙龈撕裂。

二、挺松患牙

用牙挺插入牙根和牙槽骨之间，牙挺的凹槽对着牙根面，左手保护邻近牙齿，右手持牙挺，以牙槽骨为支点，利用杠杆作用和转动力量，从近中颊侧部位逐渐挺松牙齿。

三、拔除患牙

将牙钳喙准确放置于患牙的唇舌侧或颊舌侧，使钳喙与牙齿在长轴方向上一致缓慢摇动，随着牙齿松动度增大，用力向阻力最小一侧牵引拔出。单根牙牙根呈锥形者，可以稍加旋转力拔出。

四、断根拔除

首先要了解每个牙的牙根数目和分布情况。拔除断根时应根据不同情况采取不同方法。若断根边缘露于牙槽骨之间，则将牙根挺出。若断根位于牙槽窝内或部位很深者，则用骨凿凿除一部分根周骨壁，形成缝隙，然后插入根挺或根尖挺，将断根挺出；多根牙折断而牙根尚聚在一起者，可用骨凿将联结处劈开，分成几个单根，然后分别取出。上述方法仍难拔出的断根，可切开并翻起颊侧黏骨膜瓣，凿除部分颊侧骨质，暴露牙根，然后取出断根，缝合黏骨膜瓣及牙龈。

五、拔牙创口处理及注意事项

牙拔除后，用刮匙刮净牙槽窝内的肉芽组织和异物，搔刮创面使渗血充盈牙槽窝，然后用手指按压颊（唇）舌侧牙龈及骨板使其复位。若拔牙创面较大，则须缝合牙龈。最后用消毒纱条或棉卷覆盖创口，嘱患者将纱条轻咬半小时，不再出血时，即可吐出。注意纱条不能长时间留置口内，以免拔牙创感染。嘱患者拔牙当天不要漱口，以免洗掉牙槽窝内的凝血块而影响拔牙创愈合。如有缝合线，嘱患者在术后一周复诊时拆除缝线。

第四节 拔牙术中的常见并发症及防治

一、拔牙常见并发症

（一）牙根折断

牙根折断是拔牙术的常见并发症。牙龋坏过大或经过根管治疗的死髓牙，皆易产生断根；术者操作不当，如牙钳安放不当、用力不当、牵引方向不当易造成断根。

（二）牙槽突骨折

在牙槽骨薄弱的部位以及牙与牙槽骨骨板发生粘连时，拔牙过程用力不当可造成牙槽骨折断。如上下颌前牙唇侧骨板薄，上颌第三磨牙后方的上颌结节骨质疏松，下颌第三磨牙舌侧骨板薄，上颌第一磨牙根分叉明显等，均可发生牙槽突骨折。

（三）软组织损伤

牙龈组织撕裂伤最常见，多由分离牙龈不彻底，安放牙钳时夹住牙龈所致。

（四）上颌结节折断

拔除上颌磨牙，特别是第三磨牙，偶易发生上颌结节折断。此并发症常由上颌窦过大，使上颌结节相对变薄变弱所致。

（五）颞下颌关节脱位

有习惯性颞下颌关节脱位的患者更易发生颞下颌关节脱位。若拔牙时左手支持下颌骨，则可避免此并发症发生。

（六）其他

牙拔除术中会发生出血、神经损伤、舌及口底损伤、下唇损伤等并发症。

二、拔牙术后并发症的防治

（一）拔牙后出血

正常情况下，拔牙创压迫半小时后不会出血，如在吐出消毒纱布或棉卷后仍出血不止，或拔牙后第二天再次出血称拔牙后出血。

出血原因：绝大多数为局部因素，偶有全身因素引起的拔牙后出血。局部因素有牙槽窝内残留炎性肉芽组织、软组织撕裂、牙槽骨骨折、牙槽内小血管破裂等。全身因素包括各种血液疾病、高血压、肝胆疾病等。

防治：拔牙后发生出血时，首先进行局部检查。若牙槽窝有凝血块，其下方有渗血者，可清创，局部用止血药，再局部压迫止血。若有异物，则刮除后再压迫止血；若出血较多，则可填塞明胶海绵或碘仿纱条，再缝合伤口。若全身因素出血者，除局部止血外，应做全身检查和处理。

（二）拔牙术后感染

口腔组织血运丰富，抗感染能力强，一般情况下牙拔除后不发生感染。但如果拔牙适应证掌握不当，也可引起拔牙术后感染。拔牙术后感染分为急性感染、慢性感染和干槽症三种。

1. 急性感染

急性感染多与拔牙局部创口大、拔牙前有局部感染灶、急性炎症期拔牙等有关。急性感染发生于拔牙后第二天，表现为局部或面部疼痛、肿胀及张口受限。阻生牙、翻瓣去骨或创伤严重的病例，术后 12~24 h 内出现明显的面颊部肿胀以及疼痛反应，但 3~5 天后可逐渐消退，不属于急性感染。

防治：拔牙术中坚持无菌操作，尽量避免手术创伤。有局部感染者拔牙后严禁粗暴地搔刮，以免导致感染扩散。急性炎症期术前术后给予抗生素治疗。

2. 慢性感染

慢性感染多由异物，如牙结石、碎牙片或残留的炎性肉芽组织，在拔牙后未被清除所引起。患者自感创口不适，检查见创口愈合不良，有充血现象，有的有脓性分泌物或炎性肉芽组织增生等。

防治：局麻下彻底刮除病变，重新形成血凝块后即可痊愈。

3. 干槽症

干槽症实际上是骨质感染，主要发生于下颌阻生智齿拔除后。在正常情况下，即使是翻瓣去骨拔牙术，其创口的疼痛 2~

3 天后会逐渐消失。如果拔牙后 2~3 天出现剧烈的疼痛，并向耳颞部、下颌下区或头顶部放射，用一般的止痛药不能缓解，则可能发生了干槽症。疼痛可持续 1~2 周。检查时牙槽骨壁表面有灰白色假膜覆盖，牙窝内为腐败坏死物质，有明显口臭，骨壁有明显触痛，创口周围牙龈红肿，局部淋巴结可有肿大、压痛。偶会发生张口受限、低热等全身不适。

防治：干槽症与手术创伤和细菌感染有关，所以术中应严格遵守无菌操作规范，避免手术创伤。若创伤不可避免，应尽力缩小创口。拔牙后应压迫颊舌侧骨板，使之复位并缩小创口。治疗原则为清创、隔离外界刺激、促进肉芽组织生长。治疗方法是在阻滞麻醉下，用 3% 过氧化氢清洗，并用小棉球反复擦拭牙槽窝，去除腐败坏死物质，直至牙槽窝干净、无臭味为止。然后再用过氧化氢和生理盐水反复冲洗，在牙槽窝内放入碘仿纱条。为防止纱条脱落，还可将牙龈缝合固定，8~10 天后可取出碘仿纱条，此时牙槽窝骨壁上已有一层肉芽组织覆盖，并可逐渐愈合。也可以用 3% 过氧化氢和生理盐水冲洗，吸干牙槽窝后，放入用丁香油调拌的抗生素糊剂或碘仿糊剂、甲硝唑糊剂等，覆盖棉球，1~2 天更换一次。此外，还可直接用碘伏液冲洗牙槽窝，置入含碘伏液的棉球。

第三章　口腔颌面部感染

第一节　冠周炎

冠周炎是指在牙齿萌出过程中，由于阻力作用不能完全萌出而引起的一种并发症，主要表现为牙冠周围软组织炎症。临床上多见于下颌第三磨牙（俗称智齿），上颌第三磨牙亦可发生。该病常见于18~25岁的青年，为口腔临床上的常见病和多发病。

一、病因

① 第三磨牙萌出困难是引起冠周炎的主要原因。磨牙萌出位置不当，与人类在进化过程中，饮食习惯及咀嚼力的变化逐渐导致下颌骨退化有关。

② 磨牙阻生的类型对冠周炎的发生也有一定的影响。临床上以垂直阻生和近中倾斜阻生最多，最常引起冠周炎的萌出不全的牙冠位置大多低于第二磨牙咬合平面，该类磨牙远中和颊舌侧常有龈瓣覆盖，龈瓣与牙冠之间形成深而窄的盲袋（图3-3-1）。

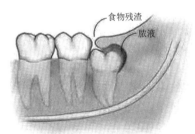

食物残渣
脓液

图3-3-1　阻生牙导致盲袋形成

盲袋的自洁作用差，易藏食物残渣，且其温湿度适宜细菌生长繁殖。在正常情况下，人体抵抗力强，不易发生感染；当人体抵抗力下降时，细菌繁殖，引发感染。

③ 咬合及咀嚼对龈瓣的机械损伤，使黏膜溃烂，破坏组织的防御功能，细菌乘虚而入，引起冠周炎。

二、临床表现

① 冠周炎初期只是牙龈疼痛红肿，局部可出现肿胀，淋巴结增大且有压痛。当感染波及咬肌、翼内肌时可引起张口受限，进而导致牙关紧闭，此时会出现全身症状，如全身不适、畏寒、发热、头痛、便秘及食欲减退等。

② 发病 3~4 天如疼痛不止，发烧不退，可考虑炎症发展到化脓期。若此期及时切开引流，炎症则逐渐消退；若此期感染不予控制，则炎症扩散，感染可向咬肌、颊肌、咽旁、下颌下间隙等扩散而引起相应的间隙感染，并可进一步引起其他更严重的并发症。

三、诊断及治疗

① 根据病史、临床检查结果及临床表现不难做出诊断，也可拍 X 线牙片证实。有时反复感染，在口腔前庭下颌第一磨牙龈颊沟处有一瘘管，这是由急性炎症时骨膜下脓肿向阻力薄弱的咬肌前缘侵犯所致，此时应注意不要将其误诊为由下颌第一磨牙的根尖周炎引起。

② 治疗早期冠周炎应控制局部的细菌感染，可用 3% 过氧化氢或 1∶5000 高锰酸钾溶液冲洗盲袋，擦干局部，用探针蘸 2% 过氧化氢、碘甘油或少量碘酚液放入盲袋内，每日 1~3 次。可给予患者含漱剂，每日漱口数次，保持口腔卫生。另外可给予抗生素治疗，因冠周炎的常见致病菌为金黄色葡萄球菌，应使用抗金黄色葡萄球菌抗生素。

③ 如脓肿局限，应在局麻下切开脓肿，置引流条引流。

④ 炎症消除后，拔除患牙。如有长期不愈的瘘管，须在拔牙的同时刮除瘘管内的肉芽组织。如果磨牙位置正常，又有对𬌗牙，可切除龈瓣以去除盲袋，不过这种方法有时效果不佳，对于复发的患者，仍需拔除患牙。

第二节　颌面部疖痈

颌面部疖痈是皮肤毛囊及皮脂腺周围组织的一种急性化脓

性感染。单个毛囊及所属皮脂腺发生在浅层组织的急性化脓性感染称疖。相邻多个毛囊及皮脂腺发生在深层组织的急性化脓性感染称痈。由于颌面部组织松软，血运丰富，静脉缺少瓣膜且与海绵窦相通，因此，若颌面部感染处理不当，易扩散逆流入颅内，引起海绵窦血栓性静脉炎、脑膜炎、脑脓肿等并发症，尤其是发生在颌面部"危险三角区"内的感染更应引起注意。

一、病因

颌面部疖痈的病原菌主要是金黄色葡萄球菌，正常的毛囊及附件内常有细菌存在，但只有在局部因素影响或全身抵抗力下降时，细菌才开始活跃而引起炎症。皮肤不洁或剃须等原因引起皮肤损伤均可成为局部诱因；全身衰竭、消耗性疾病或糖尿病患者，也易发生疖痈。

二、临床表现

疖初起时为一圆形红色的突起，有一硬结，稍感疼痛，若不治疗，则会逐渐扩大，表面出现一黄色小脓点，周围红肿，疼痛加重。一般情况下脓头自行破溃，脓液排出，能自行愈合。痈好发于上唇，常为疖发展而来，初期局部可见多个脓头，且有脓血渗出液，周围红肿，局部淋巴结可增大，患者感到张口疼痛，影响进食和说话，全身症状可有食欲不振、乏力、畏寒及发烧等，白细胞增多，中性粒细胞比例可上升。

三、并发症

颌面部疖痈的主要并发症是经血行扩散而导致的全身化脓性感染。特别要注意的是，在"危险三角区"内，遭受不良刺激，如挤压、挑破等，更易引起血行扩散，导致败血症、脓毒血症及海绵窦化脓性血栓性静脉炎。有时在并发败血症时，可引起其他器官的转移性脓肿，多见于肺部，可导致中毒性休克，甚至死亡。

四、治疗

颌面部疖痈一般采用保守治疗法，用2%碘酊涂敷患处，局部保持清洁。若脓头破溃，可用浸有高渗盐水或抗生素溶液的纱布湿敷。颌面部疖痈尽量避免切开引流等刺激。如急性炎症得到控制，局部肿胀局限并已形成明显皮下脓肿，似要破溃，应在尽量减少刺激的情况下切开表面皮肤，以利引流。

疖痈多由金黄色葡萄球菌所致，故对病情较重者要采用有效的抗生素，并做脓血培养及药物敏感试验以选择治疗方案。对于已有严重并发症者，要加强全身综合治疗，严密观察病情，采取有效的措施，加强急救处理。

第三节　颌面部间隙感染

一、间隙感染

颌面部间隙感染是颌面和口咽区潜在间隙化脓性炎症的总称。当炎症弥漫时称蜂窝织炎，局限时称间隙脓肿。在解剖结构中，颌面部各间隙是潜在分布的，其中充满脂肪或疏松的结缔组织，一旦感染发生炎性反应，间隙就会出现。间隙感染大多继发于牙源性感染，如冠周炎、根尖周炎等，也可由腺源性感染引起，如淋巴结炎、扁桃体炎，血源性感染较为少见。最常见的致病菌是链球菌和金黄色葡萄球菌。颌面部有许多间隙，常见的发生间隙感染的部位有颊间隙、咬肌间隙、眶下间隙、下颌下间隙等。

（1）颊间隙感染　指颊部皮肤与颊黏膜之间的间隙所发生的炎症感染。感染常源于上、下颌后牙的根尖感染或牙槽脓肿，以及颊部皮肤损伤、颊黏膜溃疡、颌下淋巴结炎症。

（2）咬肌间隙感染　咬肌间隙位于咬肌与下颌升支外侧骨壁之间，此间隙感染时的典型症状是以下颌支及下颌角为中心的咬肌肿胀、充血、压痛伴明显张口受限。

（3）眶下间隙感染　眶下间隙位于眼眶下方、上颌骨前壁与面部表情肌之间，包括尖牙窝间隙。此间隙感染多源于上颌前牙和第一前磨牙的根尖感染，很少源于鼻侧及上唇底部的化脓感染。

（4）下颌下间隙感染　指下颌下三角内的感染，主要源于下颌智齿冠周炎、下颌后牙根尖周炎、牙槽脓肿和牙源性炎症的扩散，其次源于颌下淋巴结炎的扩散。下颌下间隙形成脓肿时范围较广，脓腔较大。

（5）口底蜂窝织炎　又称为口底多间隙感染，一般指双侧颌下、舌下以及下颌下间隙同时感染，可能是以金黄色葡萄球菌为主引起的化脓性口底蜂窝织炎，也可能是以厌氧菌或腐败坏死性细菌为主引起的腐败坏死性口底蜂窝织炎。此间隙感染可源于下颌牙的根尖周炎、牙周脓肿、冠周炎、颌骨骨髓炎等。口底蜂窝织炎局部及全身症状都很严重，应及时就诊，其主要危险是呼吸道的阻塞及全身中毒。

二、临床表现

颌面部间隙感染的共同点是面部不对称，感染区域内软组织肿胀、疼痛、皮红、温度高，晚期脓肿形成后可有跳痛，触诊可有波动感或深部压痛，穿刺可见脓液，有时伴随高热、畏寒、头痛等全身症状。

（1）眶下间隙感染　较多源于上颌前牙及双尖牙的牙源性感染。表现为眶下区肿胀、皮红、温度高，严重者下睑肿胀，结膜充血，鼻唇沟消失，压迫眶下神经则有剧烈疼痛，因该区域面前静脉无瓣膜，随着血流逆行，感染向颅内蔓延，引起严重并发症。

（2）颊间隙感染　多由智齿冠周炎、上下后磨牙的感染引起。可在颊部皮下或黏膜下形成脓肿，感染病灶在颊肌与颊黏膜之间时，肿胀表现在口腔内；感染病灶在颊肌与皮肤之间时，肿胀一般表现在面部，多在下颊部。

（3）下颌下间隙感染　可由下颌磨牙根尖周炎或下颌智齿冠周炎脓肿穿破舌侧骨板引起。表现为颌下区肿胀，肿胀可波及面部或颈部，皮肤皱纹消失、充血、发红、压痛、颌骨下缘外形消失，形成脓肿后，有明显的波动感。

三、诊断

① 根据病史和临床表现做出诊断。

② 口腔内检查可发现病灶牙，如患有根尖周炎、牙周炎的牙齿等，或淋巴结炎、扁桃体炎等病灶。

③ 脓肿形成的诊断及切开引流的指征：脓肿浅在，可扪及波动感和压痛，深部脓肿可结合病史做穿刺抽脓，行常规细菌培养和药敏试验。

④ 特殊检查如 X 线摄片、实验室检查等。此外，诊断时应注意判断是化脓性细菌感染还是腐败坏死性细菌感染，炎症是牙源性还是腺源性的，还要与颌面部肿瘤相鉴别。

四、治疗

① 选用有效抗菌药物，可口服、肌内注射或静脉滴入。

② 脓肿切开引流：

a. 眶下间隙感染在口腔内，相对上尖牙及双尖牙的前庭沟处，做与前庭沟平行的切口，直达骨膜，以血管钳分离脓腔，放置引流条引流。

b. 颊间隙感染于脓肿较低部位做口内切口，切口与前庭沟平行，广泛的颊间隙脓肿应在下颌骨下缘下方 1~2 cm 处做平行于下颌骨下缘的口外切口，经钝性分离进入脓腔。

c. 下颌下间隙感染在下颌骨下缘 1.5~2 cm 处，于下颌骨下缘平行处切开皮肤、皮下组织后，钝性分离颈阔肌及其他组织，直至脓腔。手术时，应注意保护颌外动脉及面神经下颌缘支。

③ 病灶急性期控制后，彻底治疗或拔除病灶牙。

④ 外敷中药如金黄膏，可消肿止痛。超短波、红外线理疗对早期蜂窝织炎患者有显著消肿效果。

五、预防

颌面部间隙感染多由牙源性或腺源性感染引起，故积极治疗已发生的根尖周炎、冠周炎、扁桃体炎、淋巴结炎等，并提升自身抵抗力，能有效预防蜂窝织炎。

第四章　口腔颌面部损伤

第一节　口腔颌面部损伤的特点与急救

一、口腔颌面部损伤的特点

（1）易愈合　口腔颌面部的血运丰富，组织的再生能力和抗感染能力均较强，创口容易愈合。只要没有明显的化脓感染，经过清创，伤后24~48 h或更长时间，伤口仍可做初期缝合。

（2）出血多　口腔颌面部血运丰富，损伤后一般出血较多，易形成血肿，组织水肿出现快而明显。血肿、水肿、血凝块和分泌物等可堵塞呼吸道，影响呼吸甚至引起窒息。

（3）腔、窦的影响　颌面部有口腔、鼻腔和副鼻窦，腔窦内常有病原菌存在，当创口与腔窦相通时，容易引发感染。因此，在清创处理时，应尽早关闭与腔窦相通的创口，以降低感染概率。

（4）可伴牙、骨损伤　口腔内有牙齿存在，当颌面部受到创伤时，可发生牙齿折断、牙槽骨骨折、颌骨骨折和软组织损伤。在清创时应注意有无破碎异物进入周围软组织，若有，则一定要清理干净，否则易引起感染。在治疗骨损伤时要以恢复正常咬合关系为主要标准，确保患者咀嚼和发音功能恢复。

（5）影响外貌　颌面部是人体的暴露部分，面容的美观十分重要，清创时如处理不当，创缘对合不齐，将给患者带来巨大的精神创伤。因此，在清创缝合时，要认真负责，缝合皮肤时要用小针细线。

（6）可伤及涎腺及神经　腮腺受损时可并发涎瘘，面神经受损可导致面瘫，即损伤的部位不同，症状则不同。

（7）合并颅脑损伤　口腔颌面部损伤，可同时合并颅脑损伤，在抢救时一定要提高警惕，以免延误治疗而导致严重后果。

（8）影响进食 口腔颌面部损伤者都有进食障碍，应选择合适的食物和进食方法，保证患者的营养，这对伤口的愈合和身体的康复非常重要，不可忽视。

二、口腔颌面部损伤的急救

（一）窒息

窒息可分为阻塞性和吸入性两种。阻塞性窒息系由异物（血凝块、碎骨片等）、舌后坠、口底组织水肿或血肿等堵塞呼吸道引起的窒息；吸入性窒息系指由血液、异物、呕吐物等吸入气管或支气管引起的窒息。

1. 临床表现

初期患者有烦躁不安、出汗、鼻翼扇动、吸气长于呼气或喉鸣音，严重时出现发绀，吸气时出现三凹征（即胸骨上窝、锁骨上窝、肋间隙凹陷），继而出现脉速、脉弱、血压下降、瞳孔散大甚至死亡。

2. 急救

急救的关键在于早期发现，及时处理。应迅速判断发生窒息的原因，针对原因进行抢救。

（1）阻塞性窒息的急救 用手指或吸引器清除堵塞呼吸道的异物、血凝块或分泌物，同时改变患者的体位，采用头侧位或俯卧位，以解除窒息。对有舌后坠的患者，可用舌钳夹住舌体或用粗圆针穿粗线过舌中部将舌拉出口外，使呼吸道通畅。对咽部或口底肿胀引起呼吸道梗阻者，可经鼻孔放入鼻咽管以解除窒息，若仍不能解除，可用粗针头行环甲膜穿刺，同时行紧急气管切开术进行抢救。

（2）吸入性窒息的急救 应立即行气管切开术，迅速吸出气管或支气管内的异物或分泌物，以解除窒息危险。

（二）出血

口腔颌面部血供丰富，损伤后一般出血较多，知名血管损伤可危及生命。急救时要针对出血的原因、部位和性质采用相应的方法。

1. 压迫止血

该方法简便易行，见效快。

（1）指压法　适用于出血较多的紧急情况，做暂时性止血。如在耳屏前压迫颞浅动脉，在咬肌前缘压迫面动脉，在胸锁乳突肌前缘第 6 颈椎水平压迫颈总动脉，均可获得暂时的、明显的止血效果，然后再进一步采取其他止血措施。

（2）包扎法　适用于毛细血管、小动脉、小静脉的出血。先将软组织复位，在创面上覆盖纱布，用绷带加压包扎。注意：用力要适当，要保持呼吸道通畅。

（3）填塞法　适用于开放性和洞穿性损伤。将纱布填塞到创口内，再用绷带加压包扎。对颈部和口底的创伤进行填塞时要注意保持呼吸道通畅，避免压迫气管引起窒息。

2. 结扎止血

在条件允许的情况下，用止血钳夹住血管断端进行结扎和缝扎。对某些不易找到血管断端的深在伤口，经各种方法处理均不能止血时，应考虑行同侧颈外动脉结扎，以达到控制出血的目的。

3. 药物止血

全身可使用止血药物，如止血敏、安络血、维生素 K 等，有利于加速血液凝固。局部可用止血粉，将其置于出血处，然后外加干纱布加压包扎，可起到较好的止血效果。

（三）休克

休克是多种原因引起的一种急性循环不全综合征。引起休克的原因虽各不相同，但其病理生理变化一般是相同的。其主要临床表现有血压下降（收缩压降至 10.67 kPa 以下，脉压低于 2.67 kPa）、心率加快、脉搏细弱、全身无力、皮肤湿冷、面色苍白或发绀、尿量减少、烦躁不安、反应迟钝、神志模糊、昏迷甚至死亡。

口腔颌面部损伤所导致的休克主要是创伤性休克或出血性休克。创伤性休克的处理原则是镇静、镇痛、止血和补液，以及使用药物协助恢复和维持血压。对于失血性休克，则应紧急加压输血，补充血容量，以恢复血压并加以维持。

（四）伴发颅脑损伤

口腔颌面部损伤常伴有颅脑的损伤，如脑震荡、脑挫伤、颅内血肿、脑脊液漏等。怀疑伴发颅脑损伤时，应及时请神经外科会诊给予排除；已确诊伴有颅脑损伤者，对颌面部损伤的治疗要退居次要地位，除局部止血保持呼吸道通畅外，首先由脑外科医生处理颅脑损伤，待病情稳定后再处理颌面部损伤，以免危及患者生命。

（五）防治感染

伤后尽早使用广谱抗生素，注射破伤风抗毒素；尽早行清创缝合术，无条件清创时应尽早包扎创口。

（六）包扎运送患者

常用的包扎方法有十字绷带包扎法和四尾带包扎法。包扎时注意不要压迫颈部，以免影响呼吸。运送患者应注意保持其呼吸道通畅。运送呼吸困难或病情严重的患者，采取头偏一侧仰卧位或头偏一侧俯卧位，避免血凝块和分泌物堆积在口咽部。运送途中随时观察伤情变化，防止窒息和休克发生。搬运疑有颈椎损伤的患者，应由 2~4 人同时搬运，一人稳定头部并加以牵引，其他人则以协调的力量将患者平直抬到担架上，颈下应放置小枕，头部左右两侧用小枕固定，防止头部摆动。

第二节　口腔颌面部软组织损伤

一、口腔颌面部软组织损伤类型

口腔颌面部软组织损伤有擦伤、挫伤、刺伤、割伤、撕裂或撕脱伤、咬伤。

二、口腔颌面部软组织损伤清创

口腔颌面部软组织损伤在早期清创处理中，应尽量保留组织。一般仅将破碎的创缘略加修整，去除坏死组织。对于新鲜而整齐的切割伤，可不切除组织。对于眼睑、耳、唇、舌等处的撕裂伤，即使大部分游离，仍应保留，有时甚至完全断离的组织，在数小时内缝合回原处也可能存活。

缝合颌面部伤口时要细致，创缘对位要平齐，缝合皮肤要用小针细线，特别是眼睑、鼻、唇等部位，更要仔细缝合。

由于颌面部组织的再生能力强，在伤后 24~48 h 之内均可在清创后严密缝合，即使超过 48 h，只要伤口无明显的化脓感染或坏死，仍可在清创后严密缝合。损伤组织如有外翻、下垂、移位或由于水肿、感染，清创后不能严密缝合者，可做定向缝合，使组织先恢复或接近正常位置，待消肿和控制感染后，再做进一步处理。定向缝合法，通常是采用纽扣褥式减张缝合法达到定向和减张的效果。

三、口腔颌面部软组织损伤的处理

① 对于面部贯通伤，原则上应尽量关闭穿通口、消灭创面。无组织缺损或缺损较小时，可将黏膜、肌肉和皮肤分层缝合。如颊部全层组织缺损较大，不要勉强拉拢缝合，以免造成畸形和张口受限，应将创缘的皮肤与口腔黏膜相对缝合，消灭创面。若遗留洞形缺损，则可后期再做修复。

② 舌部组织较脆，易被撕裂，缝合时应用较粗的丝线，穿点应离创缘稍远（5 mm 以上）。

③ 腮腺损伤时，若伤口无明显感染，则在清创后可采用严密缝合和加压包扎的方法，防止发生涎漏。若腮腺导管断裂，则可根据情况进行导管吻合或改道（改道是指将导管近心端的断端缝接于口腔黏膜某处，使涎液能流入口内）处理。

第三节　口腔颌面部火器伤

一、口腔颌面部火器伤的特点

火器伤是由枪弹或弹片以较大冲击力所致的损伤，组织损伤程度因致伤物的动能、质量、形状而有所不同。如现代常规武器中的高速高能的小质量弹丸，在撞击组织的瞬间会迅速释放能量，造成"溅射效应"和"空腔效应"，引起伤道组织损伤。此外，被击碎的颌骨和牙齿，又可成为"二次弹片"，加重组织损伤。所以，火器伤常可造成组织的严重破坏和缺损。

火器伤的伤型因致伤武器的不同而不同。例如，枪弹伤常为贯通伤，少数为非贯通伤；弹片伤则多为非贯通伤，弹片常遗留在组织内。近代战争常用爆炸性武器，所以非贯通伤较多。在边境自卫反击战中，颌面部火器伤的伤型以非贯通伤居多，占65.7%，贯通伤占15.7%，还有少数的切线伤、撕裂伤等。

火器伤常伴有严重的污染，特别是空腔效应产生的负压作用和地面爆炸的弹片，可将尘土和细菌带入组织。穿通口腔、鼻腔、上颌窦的伤道，可因这些腔、窦中栖息的细菌进入伤口而感染。如牙碎片进入组织，也可将细菌带入。所以，火器伤感染的概率较高，在处理中应注意清创和抗感染治疗。

二、口腔颌面部火器伤的处理

对于口腔颌面部火器伤中的单纯软组织伤，处理以清创缝合为主；如有骨折，则应进行骨创处理和骨折段的复位、固定。

火器性软组织伤的处理，主要是彻底清创与缝合。先清洗局部皮肤，然后用大量温的生理盐水清洗伤口，去除污染物和浅表异物，再用1%~3%过氧化氢溶液和等渗生理盐水反复冲洗伤口。局部消毒后，用刮匙、手术刀或蚊式钳彻底取出嵌入组织内的异物。若伤口较大，则在清洗后，用刀削刮创缘，直至创道和创缘显露红润颜色，或有少许鲜血渗出为止。原则上不过多地修剪组织，除非组织有明显的坏死。对于眼睑、鼻翼、鼻尖、耳郭等部位的损伤，一般清创都采用保守的方法，尽可能不去除组织，以免造成畸形。若已知是高速小质量弹丸伤，皮肤的清创范围可控制在0.3 cm左右，肌肉、骨等深部组织的清创深度控制在0.5 cm左右。

对于颌下区和颈部窄而深的伤口，尤其是通向大血管方向的伤道，在未做充分准备或未做扩创时，不要盲目搔刮、修剪或探取异物，以免发生大出血。

伤口经清创处理后，一般都需缝合，缝合采用间断缝合法。穿通口腔颊部的伤口，一般应由口内至口外逐层缝合，即先缝合口腔黏膜，再缝合肌层，最后缝合皮肤。

对于创缘水肿、伤口裂开较大或有组织缺损，不能严密缝合的伤口，为了缩小创面和防止错位愈合造成畸形，可采用纽扣褥式缝合法或金属丝、铅丸定向缝合法，将组织做定向减张缝合。这样做有利于引流和预防感染。

有明显感染的伤口暂不缝合，应行湿敷和引流治疗。待伤口感染控制后，再进行延期缝合或二期缝合。

由于火器伤伤道存在挫伤区和震荡区，早期清创时很难判定伤区组织存活与否，所以多数伤口需放置引流条。

缝合颌下区和颈部伤口时，应谨慎对待，如要缝合，需扩大伤口，彻底清创，缝合时放置低位引流，应用广谱抗生素，伤情较重者可加用强的松或地塞米松。

下颌骨火器伤多造成粉碎性骨折，治疗措施主要包括伤口处理和骨折固定。处理骨伤口时，尽可能去除异物和坏死组织，对碎骨片的处理，一般只去除与软组织不连接的游离碎骨，保留与软组织相连的骨片。与口腔穿通的骨伤口应尽量关闭，不能关闭者，可用碘仿纱条填塞或覆盖，以免唾液流入伤口内。骨折无移位时，只用绷带限制下颌运动即可。对于有错位的骨折，可用带钩牙弓夹板做颌间固定。如无骨质缺损，也可采用骨间结扎等其他固定方法。

三、颌面部火器伤的并发症

颌面部火器伤还可引起一些并发症，如吸入性肺炎、继发性出血、火器性骨髓炎、颌间挛缩、假关节形成等，应注意预防和治疗。

吸入性肺炎多发生于严重颌面部爆炸伤伴有昏迷的患者，由口腔分泌物、血块及细菌吸入肺内所致。预防措施主要是防止吸入分泌物与血块，运送患者时应采取侧卧位或俯卧位。清醒的住院患者，可采取半坐位。卧床的患者应经常翻身，鼓励其咳嗽和进行呼吸运动，促进肺部运动。如已发生肺炎，应按内科治疗原则积极治疗。

继发性出血是在颌面部火器伤中较常见的并发症。按发生原因可分为机械性与感染性两种。机械性出血，多由血管破裂处暂时覆盖血管破口的血凝块或异物发生移位或脱落，或结扎血管的线头因组织坏死松脱引起，也可由血压突然升高，血栓被冲脱引起。感染性出血常稍晚发生，一般在伤后5~10天出现。继发性出血常突然发生，有时可有前驱症状，如创口流出血性分泌物、创口附近有血凝块、口内有少量出血或咯血等。

颌骨骨折未正确复位者，可发生错位愈合，影响功能。如骨缺损超过1.5 cm，骨折断端不能连接，则可形成假关节。预防措施是早期及时正确复位固定，尽量保存骨组织，减少骨缺损。错位愈合后，如妨碍功能，需做手术复位；如有骨质缺损，则需植骨修复。

第四节 牙及牙槽骨损伤

牙和牙槽骨损伤，在颌面部损伤中较为常见，上下颌前牙位于牙弓前部，损伤概率更大。

一、牙折及脱位

（一）牙齿折断

牙齿折断可分冠折、根折和冠根联合折三种。牙冠折断易被发现。牙根折断表现为牙齿松动、疼痛和触痛，X线牙片显示有折断线。根据牙折的不同情况应采用不同的治疗方法。牙冠折断而牙髓未暴露者，可用牙齿脱敏疗法加以保存。若牙髓外露，则可在局麻下拔髓行根管治疗。若牙根折断或牙根与牙冠联合折断，则应将牙齿拔除。

（二）牙齿脱位

牙齿脱位多因暴力撞击所致。牙齿可向内、向外、向上或向下移位，甚至完全脱出牙槽窝，还常伴有齿槽骨的骨折。治疗的原则是尽量保存牙齿，可在局麻下将移位的牙齿复位并固定。固定方法可采用不锈钢丝、牙线或缝合线做结扎固定，简单易行。

二、牙槽骨骨折

牙槽骨骨折多见于前牙部分，或单独发生，亦可伴有颌骨骨折或其他部位骨折。临床上，牙槽骨骨折常伴有口唇和牙龈组织的损伤，骨折段移位、活动，摇动一个牙齿时其他邻牙亦随之活动，可有咬合错乱、牙齿折断或脱落。治疗方法为在局麻下将牙槽骨复位，用牙弓夹板、金属结扎丝和正畸托槽方丝弓等固定骨折段。

第五节　颌骨骨折

一、上颌骨骨折

上颌骨为面中部最大的骨骼，左右对称，骨板较薄，骨质多疏松，血供丰富。其间有上颌窦，为副鼻窦中最大者。上颌骨与周围骨衔接，形成一拱形支柱结构，轻微的外力不易造成骨折，过大的外力不但会导致其本身骨折，同时可破坏邻近骨骼，发生颅底骨折和颅脑外伤，引起严重的后果。

（一）临床表现

上颌骨骨折具有肿胀、疼痛、移位、出血、感觉异常和功能障碍等骨折的共性。但由于上颌骨在解剖结构和生理功能方面有其自身的特点，因此，上颌骨骨折具有特殊性。

1. 上颌骨骨折的类型

1901 年 Le Fort 按照上颌骨骨折的好发部位，将上颌骨骨折分为三型。

（1）Le Fort I 型　即低位骨折（图 3-4-1）。骨折线从梨状孔下部水平向后延伸，经牙槽突底部上颌结节上方，至蝶骨的翼突，使离断的牙槽骨、硬腭与上颌骨分离，骨折段借助口腔、鼻腔和上颌窦黏膜相连，摇动上颌个别牙齿时，整个骨折段活动。常伴有口腔、鼻腔出血，骨折段向下移位，牙齿损伤等。

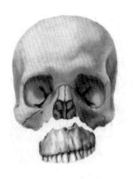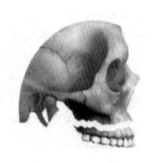

从梨状孔水平、牙槽突上方向两侧水平延伸到上颌翼突缝。

图 3-4-1 Le Fort I 型骨折（低位骨折，水平骨折）

（2）Le Fort II 型　即中位骨折（图 3-4-2）。骨折线横过鼻梁向两侧沿眶内下到眶底，再通过颧骨下方或颧上颌缝向后达蝶骨翼突。有时可波及筛窦达颅前凹。检查可见鼻及眶下缘变形、鼻和结膜下出血、脑脊液外流等。

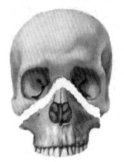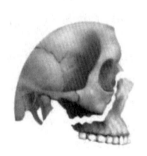

由鼻额缝向两侧横过鼻梁、眶内侧壁、眶底、颧上颌缝，再沿上颌骨侧壁至翼突，可出现脑脊液鼻漏。

图 3-4-2 Le Fort II 型骨折（中位骨折，锥形骨折）

（3）Le Fort III 型　即高位骨折（图 3-4-3）。骨折线经过鼻梁，向后经眶部、颧骨上方向后达蝶骨的翼突，出现完全的颅面分离。该型为三类中最严重者，常伴有颅脑损伤、颅底骨折。临床表现为面中部凹陷，结膜下出血，眼球下移，耳、鼻出血，脑脊液外流等。

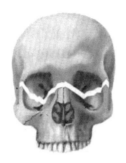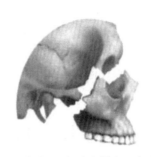

由鼻额缝向两侧横过鼻梁、眶部，经颧额缝向后达翼突，表现
为颅面分离，可合并颅脑损伤、耳鼻出血或脑脊液漏。

图 3-4-3　Le Fort Ⅲ型骨折（高位骨折，颅面分离骨折）

由于暴力的大小和方向不同，临床上所见的上颌骨骨折并
非典型的 Le Fort 分型，往往是一种非典型性骨折。有时上颌骨
纵行骨折，使上颌骨左右分开，骨折段向两侧移位。Le Fort 的
分类法在提示损伤的严重性和指导治疗等方面有一定的价值。

2. 骨折段移位和咬合错乱

上颌骨横断骨折，翼内肌和翼外肌的牵拉常使骨折段向后、
向下移位，临床表现为咬牙时，后牙先接触，前牙呈开𬌗状态。
上颌骨纵行骨折，即上颌骨从正中分开，向两侧移位。当上颌
骨骨折段被推向后上方时，则前牙呈对刃𬌗或反𬌗，骨折段向
下移位时，则出现咬合早接触。总之，不同的骨折类型可呈现
不同类型的错𬌗。

3. 眼球运动障碍

上颌骨骨折累及眶板时，眼球移位而出现复视。若眼肌或
眼的运动神经受损，则眼球运动不协调而出现视觉障碍。若眼
神经受损，则可导致失明。此外，临床上常出现眼睑水肿、结
膜下出血、眼裂缩小等。

4. 颅脑损伤

上颌骨与颅骨紧密相连，当受到暴力发生骨折时，常伴有
脑震荡，严重时可发生颅底骨折，损伤颅底的重要结构，使病
情加重。

（二）诊断

对于外伤患者，首先要详细了解受伤的全部过程，根据临床表现、体格检查和 X 线牙片等辅助检查结果，做出正确的诊断并不困难。摄片以鼻颏位为主，必要时可加摄头颅侧位。若患者全身情况危重而不宜搬动时，暂不可摄片。根据临床表现如面部肿胀、皮下瘀斑、咬合错乱、上颌骨异常活动、咬合无力、局部压痛、可触及台阶感等亦可做出诊断。

（三）治疗

上颌骨骨折的治疗原则是骨折段复位和固定，恢复其正常的咬合关系、咀嚼功能和面貌。常用的复位方法有手法复位、牵引复位和切开复位，固定方法有单颌固定、结扎固定、颌间结扎固定、颅颌固定和骨间固定。临床上可依据不同的损伤和错位，选用不同的复位方法和固定方法。

1. 手法复位固定

该法适用于单纯性颌骨骨折的早期。骨折段活动，用手法就能将移位的骨折段恢复到正常位置，可在局麻下进行。骨折片复位后可用金属丝夹板结扎固定，亦可采用颌间结扎固定法，即利用下颌牙弓固定上颌，同时还要使用颅颌绷带或颏兜协助固定。

2. 牵引复位固定

该法适用于手法不能复位，骨折已 1 周以上并有初期纤维愈合的情况，一般可分颌间牵引、口内和口外牵引。

（1）口内腭侧牵引复位固定　适用于上颌骨纵行骨折，骨折段向两侧移位造成腭部裂开者。在骨折线两侧牙齿上分段栓结铝丝夹板，在腭侧用橡皮圈向中间牵引，直至骨折段复位，恢复正常的咬合关系，再维持 3 周，即可去牵引。

（2）颌间牵引复位固定　在上、下颌牙列上安装带钩的牙弓夹板，用橡皮圈作颌间牵引，将上颌移位的骨折段牵引至正常的咬合位置，再进行颌间结扎固定（图3-4-4）。

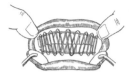
颌间牵引

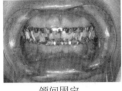
颌间固定

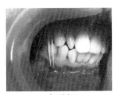
牵引钉

图 3-4-4　上颌骨骨折颌间牵引复位固定法

（3）口外牵引（颅颌牵引）固定　适用于上颌骨骨折用颌间牵引无效，或伴有其他颌面骨骨折，骨折段呈后退嵌入式移位的情况。在上颌牙列安置带挂钩唇弓夹板，在头部置石膏帽，从石膏帽前方伸出钢条支架，然后在牙弓夹板与钢条之间用橡皮条牵引，使向后移位的骨折段向前复位，复位后再做颌间结扎固定，即用下颌骨固定上颌骨（图 3-4-5）。

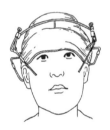

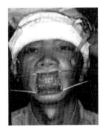
颅颌牵引

图 3-4-5　上颌骨骨折口外牵引复位固定法

3. 切开复位固定

此法适用于骨折段不能用牙齿或牙弓做复位固定，或者骨折已错位愈合，采用口内、外牵引无效者。切开复位的切口（图 3-4-6）视骨折的部位而定，一般选择在隐蔽区切开，暴露骨折部位，钻孔，结扎固定。

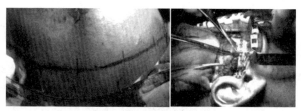

上颌骨骨折的切口——冠状切口。

图 3-4-6 上颌骨骨折切开复位常用切口

二、下颌骨骨折

下颌骨是面部下 1/3 最大的骨骼，同时也是面部唯一能活动的骨骼。下颌骨有几处薄弱区域，如颏部正中联合、双侧颏孔区、双侧下颌角和双侧髁突颈部，它们受到外力撞击时，均易发生骨折（图 3-4-7）。此外，下颌骨是升颌肌群（即闭口肌群）和降颌肌群（即开口肌群）附着的地方，当下颌骨发生骨折时，肌肉间的平衡被打破，骨折段常因咀嚼肌不同方向的牵引而产生不同方向的移位，致使开口、闭口活动受限，牙列变形，咬合错乱，咀嚼功能和语言功能出现障碍。

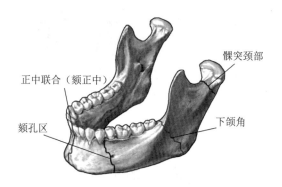

髁突颈部

正中联合（颏正中）

颏孔区

下颌角

图 3-4-7 下颌骨易发生骨折的薄弱部位

（一）临床表现

除具有一般骨折的临床表现外，下颌骨骨折还有其特殊的表现。

1. 骨折段移位

依据外力的方向和大小，骨折可发生在单侧，亦可发生在双侧，可为闭合性骨折，亦可为开放性骨折。

（1）正中联合部骨折 骨折既可是单发的，亦可是双发的或粉碎的。

① 单发的正中骨折：其两侧肌肉牵引力相等，故常无明显移位。

② 双发的骨折：由于颏舌骨肌的牵引，骨折段向后移位。

③ 粉碎性正中骨折或正中骨缺损：由于双侧下颌舌骨肌的牵引，两侧的骨折段向中线移位，使下颌牙弓缩窄、下颌后缩。

（2）颏孔区骨折 由于颏孔的存在，在解剖学上颏孔区是个薄弱部位，受到外力作用时易发生骨折。临床上多见单侧颏孔区垂直性骨折，下颌骨被分成两段，后段由于咬肌、颞肌、翼内肌和下颌舌肌骨的牵引向上、向内移位，而前段由于颏舌骨肌和下颌舌肌骨的牵引向内下方移位，前牙可出现开𬌗现象。

（3）下颌角区骨折 下颌角区有第三磨牙（智齿）的存在，尤其是第三磨牙阻生时，该区骨质更加薄弱，易发生骨折。若骨折线在下颌角，由于两侧的骨折段都有咀嚼肌和翼内肌附着，故骨折段可不发生移位；若骨折线在肌肉附着的前方，前面的骨折段因降颌肌群的牵引向下、向后移位，后面的骨折段因升颌肌群的牵引向上、向内移位。

（4）髁突骨折 髁突颈部是下颌骨最薄弱的地方，一般多因暴力作用于颏部而产生间接骨折。翼外肌的作用，使得髁突被拉并向前内方移位。颞肌和咬肌将下颌牵拉向上，单侧骨折则对侧出现开𬌗现象，双侧骨折则双侧后牙过早接触，前牙开𬌗。

2. 咬合错乱

下颌骨骨折后，由于骨折段移位，可出现各种不同情况的错𬌗，如前牙开𬌗、反𬌗，后牙过早接触，一侧开𬌗等。

3. 功能障碍

下颌骨骨折后，由于局部肿胀疼痛，下唇麻木，骨折段移位，下颌关节损伤和肌肉运动失调等，患者开口受限、吞咽困难，有时还出现流涎现象。

（二）诊断

根据病史、临床表现和辅助检查结果做出诊断并不困难。骨折处的压痛最为明显，若扪及骨折的活动度和摩擦音，即可确诊。X 线牙片检查不仅提示骨折的准确部位、方向、数目，骨折段移位的情况和牙齿与骨折线的关系，还对治疗方案的制订起着非常重要的作用。

（三）治疗

对于下颌骨骨折的治疗要有整体观念，在受伤的早期，应注意有无颅脑损伤和其他部位的损伤。有颅脑损伤的患者应以抢救生命为主，待全身情况稳定后再进行颌面部创伤的处理。

在治疗下颌骨骨折时，必须注意只有恢复正确的咬合关系，才能恢复患者的咀嚼功能。

1. 开放性下颌骨骨折的处理

（1）单纯性骨折或无骨缺损的骨折　首先按原则进行清创，检查有无与口腔穿通。若与口腔穿通，则先关闭口腔，清洗后再做骨折的处理。显露骨折线，在两侧骨断端各钻两孔，用不锈钢丝做交叉式骨间固定，然后缝合软组织。若软组织缺损过多，则不能直接缝合，可根据缺损的具体情况，在局部设计滑行皮瓣覆盖骨面，以确保骨折的愈合。滑行皮瓣遗留的创面可用游离植皮覆盖。

（2）粉碎性骨折或有骨缺损的骨折　清创关闭口腔穿通伤后，因骨缺损不能做骨间固定者，可使用特制的唇弓夹板（图 3-4-8），先行单颌结扎，保持其正常的颌弓，再行颌间结扎，恢复其咬合关系，并利用上颌固定下颌。

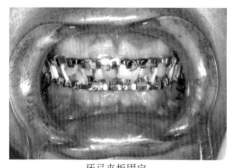

牙弓夹板固定

图 3-4-8　下颌骨粉碎性骨折可用牙弓夹板固定

2. 闭合性下颌骨骨折的处理

（1）结扎固定　可分单颌结扎和颌间结扎。

① 单颌结扎固定：适用于无明显移位的单纯性颌骨骨折。将牙弓夹板用细钢丝结扎在牙列的外侧面，患者仍可开口活动，对语言和进食影响不大。

② 颌间结扎固定：该法是下颌骨骨折最常用的固定方法，适用于各个部位及各个类型的颌骨骨折。颌间固定一般 4 周左右即可拆除，逐步开口练习，同时密切观察骨折愈合情况。

（2）骨间固定　适用于新鲜骨折、陈旧性骨折、小儿骨折和无牙的颌骨骨折。全麻或局麻下均可采用。手术进路根据骨折部位而定，以显露骨断端为目的。钻孔部位应在下颌体近下缘距骨折线 0.5 ~ 1.0 cm 处，以免损伤牙根、牙胚或下牙槽神经。

下颌骨骨折可单独使用骨间固定，亦可同时采用牙弓夹板、颌间结扎或颏兜做辅助固定，以利于骨折的愈合。

第六节　颧骨、颧弓骨折

颧骨和颧弓是颜面外侧最突起的部分，受到外力时易发生骨折。颧骨骨折常伴颧弓骨折，而颧弓骨折可单发。

一、临床表现

临床表现主要是面部塌陷畸形、开口受限、复视等。颧部受到直接外力的撞击，颧骨或颧弓发生骨折，骨折段向内移位，伤后短时间内局部出现塌陷畸形。待局部软组织肿胀，其凹陷畸形则不明显，此时易被误诊或漏诊。数日后肿胀消退，畸形可再次出现。开口受限，多见于颧骨颧弓的凹陷性骨折，凹陷的骨折段压迫颞肌或阻碍喙突活动。

单纯的颧骨骨折导致开口受限并不多见。复视和面部麻木，仅见于部分严重的颧骨骨折和眶下缘骨折。眶外侧壁内陷，眼肌活动失去平衡、局部组织水肿或血肿，使眼球移位而出现复视。眶下缘骨折时，骨折段压迫眶下神经，面部麻木，骨折复位后，面部麻木感可逐渐消失。

二、诊断

根据受伤史、临床表现和 X 线牙片所见，做出明确诊断并不困难。面部可见双侧不对称，受伤侧颧部塌陷畸形，眼周皮肤结膜下瘀斑，局部压痛，眶下缘可扪及台阶感，有突出的骨棘，颧弓处凹陷，开口受限等。X 线牙片检查以鼻颏位为宜，患者上颌窦充满血液，密度可增高，同时可见到眶下缘、眶侧缘等处有骨折线，颧骨内陷。颧弓骨折时，在颅底位的 X 线牙片上可见"V"形向内凹陷的骨折。

三、治疗

治疗方法主要是手术复位。一般常用口内法，面部不留疤痕。但对口内复位困难或移位较大的颧骨骨折可采用口外切开骨间固定。手术可在局麻下进行，在骨折线处注射 2% 奴佛卡因，切口处用 1% 奴佛卡因局部浸润。

1. 内切开复位

此法适用于颧弓的凹陷骨折和轻度移位的颧骨骨折。在上颌第二磨牙颊侧龈颊沟移行处作切口，切开黏膜，向后上做钝性分离，显露喙突前缘，用一平头骨膜分离器顺喙突外侧向上直达骨折的颧弓下方。左手放在口外骨折凹陷处，右手持骨膜分离器用力向外挑，将凹陷性骨折抬起复位。

2. 切开复位骨间固定

此法适用于口内复位法不易复位及移位较大的颧骨骨折。切口在眶下缘和眶侧缘，长 1.0~1.5 cm，切开皮肤直达骨折线处，钻孔后用不锈钢丝内固定，结扎复位。

第五章　颞下颌关节疾病

第一节　颞下颌关节紊乱综合征

颞下颌关节紊乱综合征是指颞下颌关节在运动过程中出现疼痛、杂音、下颌运动障碍等症状的疾病的总称，是口腔科临床上常见病、多发病之一，多属功能紊乱，也可以是结构紊乱或器质性改变。本病多发生于 20~40 岁的青壮年，病期一般较长，有的长达几年或十几年，经常反复发病，但预后一般较好。

一、病因

发病原因复杂，目前尚未完全明确，一般认为有以下因素：精神因素、𬌗因素、社会心理因素、失眠、外伤、关节结构异常和疾病等。

二、临床表现

（1）关节弹响　绝大多数患者有关节弹响存在，单侧多见，有的患者伴有疼痛。

（2）关节疼痛　主要表现在开口和咀嚼运动时，关节区域关节周围肌肉群疼痛，但不红肿。疼痛的性质为隐痛、钝痛或短暂刺痛，在关节处可有压痛。

（3）下颌运动或开口度异常　表现为开口过大或过小，开口度超过 4.5 cm 为开口过大，小于 3.7 cm 为开口过小（正常开口度是指患者大张口时，上下中切牙切缘之间的距离，范围在 3.7~4.5 cm），开口时下颌中线偏斜。

（4）其他　头痛、头晕、耳鸣、耳闷、眼花、眼胀，以及吞咽困难、咀嚼肌酸胀不适等。

三、治疗

由于本病的病因和发病机理尚未完全明确，因此在治疗上缺乏根治的方法。

① 消除一切不利的精神心理因素，如改善神经衰弱症状，增强信心，并适当应用镇静催眠药。

② 指导患者做功能训练，如张口受限时，应每日进行张口练习。消除有害刺激，如治疗牙周炎，拔除阻生智齿，修复缺牙，矫正错殆等。改变单侧咀嚼习惯，忌食硬物，治疗夜间磨牙症等。

③ 局部理疗或热敷，口服止痛剂和抗风湿药物。颞下颌关节紊乱综合征器质性破坏，并经保守治疗无效者，可行手术治疗。

第二节　颞下颌关节脱位

颞下颌关节脱位是指下颌骨的髁突滑出关节窝以外，不能自行复位，按部位可分为单侧脱位和双侧脱位；按性质可分为急性脱位、复发性脱位、陈旧性脱位；按髁突脱出方向可分为前方脱位、后方脱位、上方脱位以及侧方脱位。临床上常见急性颞下颌关节前脱位和复发性颞下颌关节前脱位。

急性颞下颌关节前脱位一般在大开口，如打哈欠、唱歌、咬大块硬物或恶心呕吐时，翼外肌持续性收缩，将髁突拉过关节结节，同时升颌肌群发生反射性的挛缩，致使髁突被阻挡在关节结节的前方，不能自行复位。另外，当被动开口用力过大、过猛时，如开口器、食管镜以及全麻气管插管时使用的直接喉镜等均可使颞下颌关节脱位。如果急性关节脱位未得到及时正确的治疗，可并发关节盘损伤、关节囊及关节韧带组织松弛而导致复发性关节脱位。

一、临床表现

患者呈开口状态，不能闭口，流涎，进食及说话困难，表情痛苦。可见下颌运动受限，前牙呈开殆和反殆。脱位侧耳屏前方凹陷，颧弓下方可触到脱位的髁突。X线牙片显示髁突位于关节结节的前方。

二、治疗

颞下颌关节急性脱位要及时复位，复位后要限制下颌的运动。最常用的方法是口内手法复位。复位前可用手按摩双侧咬肌，使肌肉松弛。

复位时患者坐在牙科椅上或矮凳上，头依后墙，其下颌牙齿的咬合面要低于医生肘关节水平。医生站在患者的前方，双手拇指缠以纱布，以免被咬伤，然后伸入患者口内，放在下颌磨牙咬合面上，其余四指托住下颌骨下缘（图 3-5-1）。复位时双手拇指用力压下颌骨向下，双手其余四指将下颌颏部往上托，当位于关节结节前方的髁突移到关节结节水平以下时，再向后上方推送，将髁突送入关节窝内。若为双侧关节脱位，可先复位一侧，然后复位另一侧。

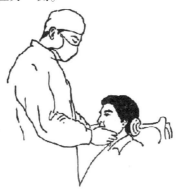

图 3-5-1　颞下颌关节脱位复位时的体位

髁突复位后，已恢复正常咬合关系，用弹力绷带或普通绷带包扎固定下颌 2~3 周，限制下颌运动，以免再脱位。如果复位后未得到固定或固定时间太短，被撕裂的组织未得到完全恢复，则可继发复发性关节脱位及颞下颌关节紊乱综合征。

若颞下颌关节外伤或感染后处理不当，可引起关节及关节周围组织器质性病变，开口困难或完全不能开口者，称颞下颌关节强直。因此，在部队训练或战斗中，颞下颌关节发生外伤时尤其应重视。

第六章 唾液腺疾病

唾液腺急性炎症主要发生在腮腺和颌下腺，舌下腺及小涎腺少见，可能与腮腺及颌下腺的导管长、粗及分支多，易引起逆行性感染有关。

一、急性腮腺炎

急性腮腺炎分为急性化脓性腮腺炎和流行性腮腺炎两种，后者为病毒性传染病，此处不予讨论。

（一）病因

引起急性化脓性腮腺炎的主要细菌为葡萄球菌，多见金黄色葡萄球菌，偶尔也可见链球菌。急性化脓性腮腺炎多发生在成年人，特别是老年体弱者，或继发于其他疾病（如败血症等）。患急性传染病，或长期卧床的消耗性疾病也易发生急性化脓性腮腺炎。腮腺导管涎石症，可阻碍唾液分泌造成感染。腮腺邻近间隙感染也可扩散到腮腺组织内而引起感染。

（二）临床表现

初期症状主要为疼痛，逐渐引起以耳垂为中心的腮腺区肿大，腮腺导管口可出现红肿，压迫肿大的腮腺区导管口可流出脓性分泌物。如不及时进行抗感染治疗，可使腺体组织坏死，扩散到整个腮腺组织并向周围组织扩散。炎症初期，全身反应不明显，病情加重后可引起高烧，白细胞增多。

（三）治疗

炎症初期即浆液性炎症期，可采用抗生素治疗，如应用青霉素和链霉素联合治疗或使用其他广谱抗生素治疗。局部可理疗、含漱、清洁口腔，并食用酸性食物，促使唾液分泌。如经保守治疗，炎症不能控制，患者有跳疼，局部出现可凹性水肿或压迫腮腺组织，腮腺导管有脓液流出时，一方面将此脓液做药敏试验，另一方面则应行切开引流术。切开引流在局麻下进行，切口在耳屏前方或下颌角后缘，将大号血管钳插入腮腺，分离各个腺小叶的脓腔，切开时要避免损伤面神经。

二、慢性腮腺炎

慢性腮腺炎或称为慢性化脓性腮腺炎，现在分为复发性和阻塞性两类。慢性复发性腮腺炎，以儿童多见，发病年龄多在5岁左右，男性发病率高，为周期性发作，年龄越小，间歇时间越短。随着年龄的增长，发作次数减少且症状减轻，青春期后一般逐渐自愈。半数以上患者首次发病有与流行性腮腺炎患者的接触史。

（一）临床表现

1. 慢性复发性腮腺炎

① 好发于5~10岁儿童，腮腺反复肿胀，不适。

② 导管口轻度红肿，挤压腺体可见导管口有脓液或胶冻状液体溢出。

③ 腮腺反复肿痛，呈周期性发作。年幼者，间歇期短，发作次数多。

④ 腮腺造影示主导管及腺内导管无异常，末梢导管呈点状、球状扩张，排空迟缓。

2. 慢性阻塞性腮腺炎

① 中年患者多见，多为单侧受累，多因腮腺反复肿胀而就诊，与进食有关。

② 晨间感腮腺区胀痛，有"咸味"液体自导管口流出，随后有轻快感。

③ 导管口有混浊的雪花样或黏稠蛋清样黏液流出。病程久者，可扪及粗硬呈索条状的导管。

④ 腮腺稍肿大，中等硬度，轻压痛。

⑤ 腮腺造影示主导管及叶间、小叶间导管部分狭窄，呈腊肠样改变。

（二）治疗

① 病因治疗（去涎石、导管扩张）。

② 抗生素治疗。

③ 中医辨证施治。

④ 手术治疗。

（三）预防

预防本病的关键是增强自身抵抗力，防止继发感染，多饮水，每餐后用淡盐水漱口，保持口腔卫生。对于慢性阻塞性腮腺炎，应去除某些病因，如涎石或异物、导管口周围疤痕，以达到预防该病的目的。多饮用酸性饮料，促进唾液分泌，有一定疗效。

三、下颌下腺炎

（一）病因

下颌下腺炎常由导管结石堵塞引起，也可由其他异物如骨片、牙石等进入导管所致。由导管进入的细菌引起的细菌性感染在临床也可见到。

（二）临床表现

下颌下腺炎多呈慢性，亦可急性发作。急性下颌下腺炎呈一般急性炎症之症状，患者口底肿胀疼痛，下颌下三角区红肿，下颌下腺导管口红肿，压迫下颌下腺有脓液或炎性液体流出。全身症状为发热，呼吸及脉搏加快，白细胞总数及中性粒细胞增多。此病可反复急性发作，同时可转向慢性。触诊患者下颌下腺导管处有时可扪及硬的结石，X线牙片有时可发现阳性结石。

（三）治疗

抗炎治疗，加强口腔卫生，多饮酸性饮料，脓肿局限行切开引流。如为结石所致，待炎症控制后，去除涎石。如深部涎石不能取出，或临床上反复发作者，腺体增大已呈纤维组织化，则可行口外下颌下腺摘除术。

第二节　唾液腺黏液囊肿

唾液腺黏液囊肿是由于黏液腺排泄管受阻，腺体内的分泌物潴留于腺泡内，使腺泡逐渐膨胀而形成的囊肿。

一、临床表现

唾液腺黏液囊肿多见于青少年，好发于下唇及舌尖腹侧。囊肿位置表浅，表面仅覆盖一薄层黏膜，呈半透明、浅蓝色的小泡，质地软而有弹性，一般为绿豆粒到蚕豆粒大小，以黄豆粒大小常见。囊肿极易被咬伤而破裂，流出透明无色的黏液，随之肿块消失，但不久又复发。反复破损与复发后表现为较厚的白色疤痕状突起，囊肿的透明度降低。

二、治疗

一般采用手术摘除法治疗唾液腺黏液囊肿。

第七章 阻塞性睡眠呼吸暂停低通气综合征

阻塞性睡眠呼吸暂停低通气综合征（obstructive sleep apnea hypopnea syndrome，OSAHS）是一类以睡眠打鼾和日间极度嗜睡为特征的严重影响患者生活质量和社会接受性的睡眠呼吸紊乱疾病。睡眠中反复发作呼吸暂停和低通气造成频发的低氧血症和高碳酸血症，常导致心肺血管和其他重要生命器官病变，甚至发生睡眠中猝死。因此，OSAHS 是一种潜在致死性疾病，日益受到医学界和社会的重视。

OSAHS 的病因复杂，目前尚未完全明确，大多数学者认为其是由上呼吸道软组织塌陷和上气道结构异常造成的上气道梗阻的长期作用，使呼吸中枢的调节机制发生障碍引起。此类患者广泛存在鼻甲肥大、鼻中隔偏曲、舌根肥厚、软腭过长、腭盖低平、下颌弓狭窄、下颌发育不足等解剖结构异常，这些异常直接或间接造成上气道的狭窄和阻塞。

治疗 OSAHS 的手段分为非手术和手术两种，外科手术是有效治疗 OSAHS 的基本方法之一，常用的手术方法包括扁桃体、腺样体切除手术，鼻中隔成形术，鼻息肉和鼻甲切除术，舌体缩小成形术以及腭垂腭咽成形术等。

近年来，正颌外科手术已较广泛地用于治疗 OSAHS，特别是对伴有下颌发育不足的 OSAHS 患者，有着十分显著的治疗效果。正颌外科手术是通过手术的方式，使整体或部分颌骨连同相应的软组织向前移动，这种前移也包括附着于颌骨上肌肉的位置、长度、受力角度的变化，从而达到改变舌根、舌骨等上气道相关结构位置，扩大上气道的治疗目的。

第八章　口腔种植外科

口腔种植外科指的是利用外科手术的方法将种植体植入人的上下颌骨中,使种植体和颌骨产生骨结合的过程。种植外科是种植修复技术的重要组成部分,种植牙一般要做二期手术,并需多次复诊。第一期手术先把种植体植入,等愈合后再进行第二期手术,接出基台,进行上部义齿修复。种植牙手术的具体过程如下:

1. 术前准备

术前应进行口腔洁治,处理好其他的患牙,并提前使用抗生素和止疼药,保持口腔卫生清洁,使口腔内有一个良好的环境。手术前口腔内使用与洗必泰相关的漱口水进行漱口消毒,然后在面部术区消毒铺巾。

2. 第一期手术

① 在局麻下沿牙槽嵴顶作切口,剥离并翻起黏骨膜瓣,充分暴露骨面,注意保护鼻神经、颏神经、下颌神经及与之相关的血管组织,充分显露操作视野。黏骨膜瓣的切口、位置、方向和大小应根据实际手术的需要进行合理设计。

② 制备种植窝:按预先设计制作模板,依据牙槽骨的骨量选择适宜长度的种植体及相应的系列钻头,使用牙种植机的快速钻,以大量生理盐水冲洗、降温,先用圆钻定位钻孔,继之用裂钻、导航钻逐步扩孔,而后扩大上口,冲洗创口。

③ 制备螺纹:改用慢速钻,同样用大量生理盐水冲洗、降温,用螺纹钻制备种植窝骨壁上的螺纹。

④ 植入种植体:将种植体缓缓植入已备好的种植窝内并小心地用特制工具加力旋紧,扭力应稍大于 $0.35\ \mathrm{N\cdot m}$,使种植体顶缘与骨面相平或位于骨面下 $0.5\ \mathrm{mm}$。

⑤ 缝合创口:采用水平褥式缝合、垂直褥式缝合或间断缝

合黏骨膜瓣，注意缝合时勿将骨膜层包括在内，并在无张力的情况下，将种植体顶部完全覆盖。

3. 第二期手术

① 局麻下，用触诊法及探针探得覆盖螺栓的位置，在其上方切开牙龈组织，切口应尽可能位于螺帽中心区，而且尽量小些，一般不要超过螺帽区。

② 环形切除覆盖螺帽表面的软硬组织。

③ 去除覆盖螺栓。

④ 依照牙龈厚度，选择适宜长度的种植基台。

⑤ 确保选好的基台就位，上紧基台螺栓，戴好愈合帽。

⑥ 尽可能严密缝合牙龈，完成手术。

随着种植技术的发展，无痛、微创、便捷成了现代种植技术的发展方向，在笑气和局部麻醉辅助下的麻醉镇定技术、不翻瓣的种植技术和少次复诊即可完成的种植技术正在快速崛起。随着数字技术的快速发展，数字化设计、制作和加工，3D 导航下种植、即拔即种，All-on-4 即刻修复等技术都取得了长足的进步，并且迅速应用于临床。相信随着种植外科技术的发展和进步，未来种植外科必将更加正规、完善和先进。

第四篇

口腔修复学

口腔修复学是研究采用符合生理的方法修复口腔及颌面部各种缺损的一门科学，即研究口腔牙及颌面部各种缺损及畸形的病因、机理、症状、诊断、预防和治疗方法，利用人工材料制作各种装置、修复体，以恢复、重建缺损或治疗异常的口腔颌面部疾病，从而恢复其正常形态和功能，以促进患者健康的一门科学。

牙体、牙列缺损和畸形牙、牙列缺失是人类的常见病、多发病。随着我国人口老龄化的加剧，牙体、牙列缺损和缺失者的比例相应增大，因此，口腔修复工作者面临艰巨的任务。

第一章　修复前口腔检查

一、牙周检查
牙周检查主要看是否有牙石、牙菌斑、软垢。

二、缺牙区检查
检查缺牙区间隙大小是否正常，牙槽嵴有无妨碍义齿修复的骨尖、倒凹、骨隆突等。一般拔牙 3~6 个月后，伤口可以良好地愈合，牙槽嵴吸收趋于稳定，可以进行修复。

三、余留牙检查
① 牙体牙髓疾病治疗情况。
② 牙体缺损情况。
③ 牙齿松动度：一般Ⅲ°松动的牙齿即可拔除。
④ 牙列情况：牙列缺损的部位及数目，天然牙的健康状况，基牙是否有移位、倾斜、伸长的现象等。
⑤ 咬合关系：前牙覆合、覆盖情况，有无𬌗干扰等。

四、口腔黏膜及软组织检查
检查口腔黏膜有无炎症、溃疡及瘢痕，唇颊系带附着是否正常。

五、原有修复体检查
了解患者要求重做的原因，检查原修复体在口腔中的情况，然后分析评价原修复体的成功与失败之处，并将此作为重新制作时的参考。

第二章　牙体缺损修复

用于牙体缺损修复的类型有：① 全冠，包括塑料全冠、锤造全冠（又称壳冠）、铸造金属全冠、烤瓷熔附金属全冠和烤瓷全冠。② 桩冠、桩核冠。③ 嵌体、部分冠。

一、塑料全冠

塑料全冠，又称塑料罩冠，是用塑料制成的全冠修复体。

（一）适应证

① 塑料全冠常用于暂时过渡保护性修复，或判断修复是否可行的诊断性修复。

② 因特殊情况，或受经济情况的限制，只可能用塑料全冠修复的前牙过小牙、变色牙、切角缺损不超过切龈高度 1/3 的牙齿。

（二）牙体预备

① 颊舌面预备：1~1.5 mm。

② 邻面预备：消除患牙邻面倒凹，与邻牙完全分离。

③ 切嵴或者咬合面预备：1.5~2 mm。

④ 肩台预备：约 0.5 mm。

⑤ 根据基牙情况，应在患牙唇侧近颈部、舌侧近切端及舌侧中 1/3 处预备出适当的间隙，以保证塑料有足够的厚度和抗力，防止塑料全冠因应力在这些区域集中而折裂。

（三）制作

① 直接法：在口内用自凝塑料牙片制作。

② 间接法：在石膏模型上用热凝丙烯酸树脂制作。

二、铸造金属全冠

铸造金属全冠是用牙科合金材料铸造而成的全冠。它通常以金合金、钴铬合金、镍铬合金、不锈钢等合金材料铸造而成。

（一）适应证

① 后牙牙体严重缺损，固位形、抗力形较差者。

② 后牙存在咬合低、邻接不良、牙冠短小、位置异常、牙冠折断或半切除术后需要以修复体恢复正常解剖外形及咬合、邻接、排列关系者。

③ 后牙固定义齿的固位体。

④ 活动义齿基牙的缺损需要保护、改形者。

⑤ 龋坏率高或牙本质过敏严重伴牙体缺损，或银汞合金充填后与对颌牙、邻牙存在异种金属微电流刺激作用引起症状者。

（二）牙体预备

① 颊舌面预备：颊舌面预备的目的是消除倒凹，将轴面最大周径降到全冠的边缘处，并预备出金属全冠需要的厚度（约1.0 mm），轴壁正常聚合角一般为2°~5°。

② 邻面预备：消除患牙邻面的倒凹，与邻牙完全分离，形成协调的就位道，预备出全冠修复材料所要求的邻面空隙。

③ 𬌗面预备：𬌗面预备的目的是为铸造金属全冠提供𬌗面间隙，一般为0.8~1.5 mm。

④ 颈部肩台预备：0.5~0.8 mm。

⑤ 精修完成。

三、烤瓷全冠

烤瓷全冠是用瓷粉在高温、真空条件下制成的全冠修复体，具有硬度高、导热性低、不导电、耐磨损、可配色且色泽稳定、生物相容性好等特点，但是脆性大，容易破裂，牙体磨除较多，易引起牙髓病变。

（一）适应证与禁忌证

1. 适应证

① 前牙切角、切缘缺损，不宜用充填或金属修复体治疗者。

② 前牙邻面缺损大，或冠部有多处缺损者。

③ 前牙牙冠因失活、氟斑牙、四环素牙等影响美观者。

④ 前牙因发育畸形或发育不良影响美观者。

⑤ 牙齿错位、扭转而不宜正畸治疗者。

2. 禁忌证

① 乳牙以及青少年恒牙牙体缺损且为活髓者。

② 殆力过大，或因职业关系前牙易发生牙折者。

③ 前牙严重磨耗，对刃殆未矫正者。

④ 过短、过小牙无法获得足够固位形者。

⑤ 牙体缺损严重，缺乏抗力形者。

⑥ 牙周疾病不适宜做固定修复者。

（二）牙体预备

① 舌面预备：预备出 1.2~1.5 mm 的间隙，去除舌隆突龈缘的倒凹。

② 唇面预备：预备出 1.2~1.5 mm 的间隙。

③ 邻面预备：两邻面轴壁方向相互平行或向切端聚合 2°~5°。

④ 切斜面预备：切端应保持 1.5~2 mm 的间隙，保证瓷冠的强度。

⑤ 肩台预备：用裂钻或柱状金刚砂车针将牙颈部的唇（颊）邻、舌面磨成90°的肩台，肩台宽度为 1.0 mm。

⑥ 精修完成。

烤瓷全冠的制作由技工室完成。

四、烤瓷熔附金属全冠

烤瓷熔附金属全冠也称金属烤瓷全冠，是一种较理想的修复体。

（一）适应证与禁忌证

1. 适应证

① 氟斑牙、变色牙、四环素染色牙、锥形牙、釉质发育不全的牙齿等，不宜用其他方法修复或患者要求永久修复者。

② 龋洞或牙体缺损较大而无法充填治疗者。

③ 前牙错位、扭转而不宜或不能正畸治疗者。

④ 需要做烤瓷桥固位体基牙者。

2. 禁忌证

① 青少年恒牙尚未发育完全，牙髓腔宽大者。

② 牙体过小无法获得足够的固位形和抗力形者。

③ 严重深覆𬌗、咬合紧，没有矫正而又无法预备出足够间隙者。

（二）对烤瓷合金及瓷粉的要求

① 合金与烤瓷粉应具有良好的生物相容性，符合生物医学的基本要求。

② 两种材料应具有适当的机械强度和硬度，正常𬌗力和功能状况下不出现变形和磨损。

③ 两者的化学成分应该含有一种或一种以上可以发生反应的元素或基团，在高温熔融时发生化学反应，促使这两种材料能紧密地结合成为一个整体。

④ 烤瓷合金与烤瓷粉的热膨胀系数需严格控制，烤瓷粉的热膨胀系数应略小于烤瓷合金的。

⑤ 烤瓷合金的熔点应高于烤瓷粉的熔点。

⑥ 烤瓷粉的颜色应具有可调配性，且色泽长期稳定不变。

⑦ 金属基底的厚度不能太薄，瓷层的收缩应力可引起金属基底层向外扩张变形，金属基底层越薄，变形量越大，进而造成烤瓷熔附金属全冠颈部不密合。

五、桩冠

桩冠是将固位桩插入根管内以获得固位力的一种全冠修复体。

（一）适应证与禁忌证

1. 适应证

① 牙冠大部分缺损而无法充填治疗或做全冠修复固位不良者。

② 牙冠缺损至龈下，牙周健康，牙根有足够的长度，经龈切除术后能暴露出缺损面者。

③ 前牙横形冠折，断面在牙槽嵴以上者，或斜折到牙槽嵴

以下，行牙槽突切除术，残根尚有足够的长度和牙槽骨支持者。

④ 错位牙、扭转牙而没有条件做正畸治疗者。

⑤ 牙冠短小的变色牙、畸形牙不能做全冠修复者。

⑥ 用来做固定义齿固位体的邻牙为残冠或残根者。

2. 禁忌证

① 18 岁以下的青少年，一般不宜做桩冠修复。对于这类患者龋坏或缺损严重的前牙，应尽可能保留活髓，必要时在根管治疗后，可做暂时性的桩冠以维持缺隙，待成年后再做永久桩冠修复。

② 有明显根尖周感染和临床症状，根管感染未能有效控制，根管口未闭，且有分泌物而不得做桩冠修复者。

③ 存在严重的根尖吸收，牙槽骨吸收超过根长的 1/3 以上，根管弯曲且细小，无法制备获取根管桩道者。

④ 根管壁已有侧穿，且伴有根、骨吸收和根管内感染者。

⑤ 牙槽骨以下的斜形根折，伴断牙牙根松动者。

⑥ 原有桩冠发生冠桩折断，断桩无法取出，或虽取出但根管壁过薄，抗力形、固位形差者。

⑦ 深覆𬌗、咬合紧，牙根长度不足，无法获得足够的固位形、抗力形者。

（二）固位要求

① 冠桩的长度：一般要求根尖部保留 3~5 mm 的充填材料，冠桩的长度为根长的 2/3~3/4。

② 冠桩的直径：理想的冠桩直径应为根管直径的 1/3。

③ 冠桩形态：可分为光滑柱形、槽柱形、锥形、螺纹形、弯制冠桩形 5 种。

理想的冠桩外形应是与牙根外形一致的近似圆锥体，从根管口到根尖逐渐缩小，各部横径都不超过根径的 1/3，与根部外形一致，且与根管壁密合。

④ 增强桩冠固位的方法：

a. 在保证不破坏牙胶封闭作用的前提下尽可能利用根管的长度，冠桩向根部延长。

b. 尽可能多地保存残留牙冠组织，以增加冠桩的长度，但不能影响人造牙冠的结构和美观。

c. 根管预备成圆形，减小根管壁的锥度，防止形成喇叭口状。

d. 根管口预备出一个小肩台，冠桩形成一个固位盘，对稳定成品冠桩及圆柱状冠桩起重要作用。根颈部做肩台预备，增强冠的稳定性。

e. 用铸造冠桩增加冠桩与根管壁的密合度，增大摩擦力，减小黏固剂的厚度，防止发生因黏固剂断裂或溶解所引起的冠钉松动。

f. 使用螺纹钉，根管壁预备成阴性螺纹，以专用器械将螺纹钉缓缓旋入，依靠嵌入牙本质的螺纹结构固位。

g. 条件许可时，可通过临床操作获得正常的冠根比例，如调磨伸长的邻牙，减小桩冠的牙冠长度；咬合轻接触，避免创伤𬌗和咬合紧。

h. 如相邻牙也做桩冠，可做成桩冠联冠。

i. 根管壁在黏固前进行酸蚀处理，桩冠要喷砂处理，选用树脂类黏结剂黏固，以增大黏结力。

（三）桩核的牙体预备

1. 烤瓷桩冠

① 根面预备：将根面预备成唇舌向的两个斜面，两斜面相交成一条通过根管口的近远中线，能防止桩冠受力后发生扭转，根据缺损情况预备成平面。应在颈部做出肩台，唇侧肩台宽度不小于 1.0 mm，邻面肩台宽度不小于 0.5 mm。

② 根管预备：从根管口充填材料的正中沿牙根方向缓慢去除充填材料，当遇到阻力时，可更换直径小一号的圆钻继续沿充填材料的正中徐徐前进，并参考 X 线牙片。

③ 预备完成后即可取模、铸造桩核。

④ 烤瓷完成后试戴，调𬌗，粘结固定，完成戴牙。

2. 塑料桩冠

塑料桩冠也称简易桩冠，是由成品不锈钢冠桩或不锈钢丝弯制的冠桩与塑料结合而成的。制作方法简便、价格低廉，易修改，曾被广泛应用。但由于塑料桩冠不耐磨，易折裂、变色，加之对龈缘有刺激性，常引起龈缘充血，故现在主要作为暂时性桩冠。

3. 桩核冠

桩核冠也属全冠修复，根面预备后先形成一个桩核，再做全冠修复。

桩冠黏固前，还应对根管做严格消毒处理。通常是放入75%酒精棉球，以牙胶暂封。遇有根管侧穿时，应封抗生素小棉球或抗生素糊剂，观察 1~2 周，根管内无渗出物时，再黏固桩冠。

第二节　修复体试戴、固定及其注意事项

在技工室完成后的修复体，还要经过试戴、调𬌗、磨光，最后才能在患牙上黏固，完成修复。

① 检查修复体，经初步磨光的冠用75%酒精消毒后方可在患牙上试戴。

② 就位：将人造冠戴入预备过的患牙并到达正确位置称为就位。

③ 检查人造冠龈边缘长短、密合情况、外形。

④ 邻接各外展隙和邻间隙应清晰，以利于食物排溢和保持龈乳头健康。𬌗面及轴面外形应符合修复原则，邻接应合适。

⑤ 调𬌗：修复体在正中𬌗及非正中𬌗均有正常的咬合接触，并与牙周支持组织相适应。

⑥ 患者试戴：观察修复体，试戴满意后，一般应做永久黏固。

第三节　修复后可能出现的问题及其处理措施

一、疼痛

（一）过敏性疼痛

修复体使用一段时间之后，患者可能出现过敏性疼痛。引起过敏性疼痛常见的原因为继发龋和牙龈退缩。处理措施：除由于边缘黏固剂溶解，需添加黏固材料重新封闭修复体边缘外，一般要将修复体破坏或拆除重做。

（二）自发性疼痛

明确为牙髓炎或根尖周炎引起的自发性疼痛后，要选择拆除修复体或局部打孔，做牙髓治疗。如有殆创伤，应仔细调磨观察。

（三）咬合痛

在修复体戴用一段时间后出现咬合痛，应结合临床检查及X线检查，确定是否有创伤性牙周炎、根尖周炎、根管侧穿、外伤性或病理性根折等，然后针对病因进行治疗，如调殆、牙周治疗，或拆除重做、拔牙等。

二、食物嵌塞

修复体形态恢复不当，如缺少边缘嵴及溢出沟，牙尖斜面过陡，接触区形态恢复不当等皆可引起食物嵌塞。建议拆除修复体重做。

三、龈缘炎

修复体黏固后也可出现龈缘炎，表现为修复体龈边缘的龈组织充血、水肿、易出血，有疼痛感等。原因可能是：① 修复体轴面外形不良，如短冠修复体轴面突度不足，食物冲击牙龈；② 冠边缘过长，边缘抛光不良，修复体边缘有悬突或台阶；③ 试冠、戴冠时损伤牙龈；④ 嵌塞食物压迫。治疗时，可局部用消炎镇痛药消除炎症，调殆，尽可能消除或减少致病因素，若保守治疗后症状不缓解，应拆除修复体重做。

四、修复体松动、脱落

主要原因是：① 修复体固位不足，如轴壁聚合度过大、殆龈距太短，修复体不密合，固位形不良；② 创伤，殆力过大、殆力集中、侧向力过大；③ 黏固失败，干燥不彻底，唾液污染等。修复体松动、脱落的，应改善固位后重新制作。

五、修复体破裂、折断、穿孔

① 外伤，如受到外力、咬硬物，以瓷修复体和前牙多见。

② 材料因素，如瓷修复体的脆性较大。

③ 制作因素，如局部有棱角、锐边，应力集中处易折断。

④ 殆力过大，容易折断。

⑤ 修复体调殆磨改过多，殆面磨得过薄。

⑥ 磨耗过多，咀嚼硬物、磨牙症等可造成。

六、塑料冠变色、磨损

出现这种问题，如果塑料冠金属部分完好，可以清除残留树脂，处理金属表面，清洗干燥后光固化修复树脂，恢复牙冠外形，完成口内磨光。

七、修复体拆除

修复体一旦出现松动或出现不可补救的破损，应拆除重做。

① 使用去冠器去除：适用于松动修复体的拆除。利用去冠器上的钩缘钩住修复体的边缘，沿就位道相反方向用去冠器柄上的滑动锤冲击末端，依靠冲击力将残留黏固剂震碎，破坏其密封，使修复体脱位。

② 冠的破除：属破坏性拆冠方法，适用于固位较牢的冠的去除，可用裂钻沿修复体颊侧近中轴面角处切开。

③ 桩的取出：如果经评估后桩核冠修复体牙根条件较好，具有再修复的可能，可以根据不同类型的桩仔细从根管内取出。

第三章　固定桥修复

第一节　固定桥修复的适用范围

① 缺牙数目少，如 1~2 个牙缺失，缺隙两端余留牙的牙体、牙周条件较好，且牙齿排列位置基本正常者。

② 多个牙缺失，如 4 个切牙缺失，或牙列前后有多个牙缺失，但为间隙缺失者，只要邻缺隙侧的余留牙条件较好，亦可选做固定义齿。

③ 邻缺牙区的基牙牙周条件较好，但牙冠有缺损，如做过Ⅱ类洞充填修补者，若安放支托，容易使充填物脱落或牙体缺损范围广，设计基牙的牙髓已做过完善的根管治疗者，亦可考虑制作固定义齿，但无髓基牙需用钉、桩加固后，采用全冠固位体一并修复缺损的牙。

④ 基牙的牙冠短，用卡环不易达到固位要求者，可考虑做固定义齿，也可增加固位体的辅助固位设计。

⑤ 缺牙区的牙龈间隙或近远中间隙过小者，若采用金属面与卡环整体铸造的可摘义齿，其固位力不足，容易脱落而误咽造成医疗事故，可考虑制作固定义齿，桥体和固位体采用金属整铸，这样比较牢固。

⑥ 缺牙不多，但邻牙牙周条件欠佳，松动为Ⅰ°~Ⅱ°者，牙周疾病治愈后，仍可选用固定义齿修复。

第二节　固定桥的组成和分类

一、固定桥的组成

固定桥由固位体、桥体和连接体三个部分组成，是在固定义齿基牙上制作的全冠、部分冠、桩冠、嵌体等。桥体即人工牙，是固定义齿修复缺失牙的形态和功能的部分。桥体与固位体之间的部分称为连接体。

二、固定桥的类型

（一）双端固定桥

双端固定桥又称完全固定桥（图 4-3-1a），这种固定桥的两端都有固位体，且固位体与桥体之间为不动连接体。

（二）半固定桥

半固定桥又称应力中断式固定桥（图 4-3-1b），这种固定桥的两端均有固位体，桥体的一端与固位体之间为不动连接体，另一端与固位体之间为可动连接体，即活动关节连接。

（三）单端固定桥

单端固定桥又称悬臂固定桥（图 4-3-1c），固定桥仅一端有固位体，桥体与固位体之间为不动连接体。

（四）复合固定桥

复合固定桥是将两种或两种以上的简单固定桥组合在一起构成的（图 4-3-1d）。

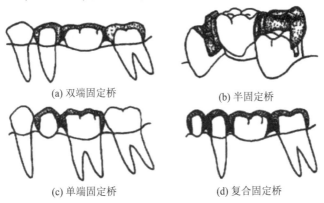

(a) 双端固定桥　　　　　　(b) 半固定桥

(c) 单端固定桥　　　　　　(d) 复合固定桥

图 4-3-1　固定桥的类型

（五）特殊结构固定桥

1. 种植体固定桥

种植体固定桥是指利用人工材料制成各种形状的骨内种植

体，植入颌骨内或牙槽窝内作为基牙，在其上制作固定桥。

2. 固定-可摘联合桥

固定-可摘联合桥亦称桥体可摘式固定桥，它是由固定部分（即支持部分）的固位体与可摘部分（即功能部分）的桥体所组成，通过其间的精密连接装置，即附着体的机械嵌合相互连接，借助摩擦力和约束力使桥体获得固位和支持。

3. 黏结固定桥

黏结固定桥是利用酸蚀、黏结技术将固定桥直接黏固于基牙上的一种固定义齿修复。

第三节　固定桥的设计

一、基牙的选择

（一）基牙的支持作用

固定义齿所受的殆力，全部由基牙的牙周组织所承担，基牙支持能力的大小与基牙牙根的数目、大小、形态，牙周膜面积的大小以及牙槽骨的健康状态有密切关系，临床上冠根比例一般以 1∶2 或 2∶3 较为理想。故临床上可通过 X 线牙片了解牙根的大小、形态、冠根比例，以便判断该牙是否可以选作基牙。

（二）基牙的固位作用

基牙的牙冠必须有足够的牙体组织和适宜的形态以备装戴固位体。基牙最好是活髓牙。

（三）基牙的共同就位道

由于固定义齿的各固位体与桥体连接成为一个整体，固定义齿在基牙上就位时，只能循一个方向戴入，所以各基牙间必须形成共同就位道。

二、固位体的设计

固位体分为冠外固位体、冠内固位体与根内固位体三种，常用冠外固位体。对固位体的一般设计要求如下：① 有良好的固位形和抗力形，能够抵抗各种外力而不至于松动、脱落或破损；② 能够恢复基牙的解剖形态和生理功能；③ 能够保证牙体、牙髓和牙周组织健康，防止病变发生；④ 能获得固定义齿所需的共同就位道；⑤ 材料的加工性能、机械强度、化学性能及生物相容性良好，经久耐用，不易腐蚀和变色，不刺激口腔组织，且无毒性。

三、桥体的设计

（一）桥体应具备的条件

① 能够恢复缺失牙的形态和功能。

② 自洁作用良好，符合口腔卫生要求。

③ 有足够的机械强度、稳定的化学性能和良好的组织相容性。

④ 美观、舒适。

（二）桥体的类型

① 金属桥体。

② 非金属桥体。

③ 金属与非金属联合桥体。

（三）桥体设计中应考虑的问题

（1）桥体的𬌗面 应根据缺牙的解剖形态，参照邻牙的磨损程度以及对颌牙的咬合关系，塑造适宜的沟、尖、窝、嵴，使之与患者实际的口腔情况相适应；适当缩小桥体𬌗面的颊舌径宽度、扩大𬌗面外展隙以实现减小𬌗力，减轻基牙的负担，保持基牙健康的目标。

（2）桥体的龈面 以能保持清洁卫生，不压迫牙龈为准。

（3）桥体的轴面 正确恢复桥体唇（颊）和舌（腭）侧的外形突度；形成合理的邻间隙；与邻牙相协调；避免暴露金属色。

（4）桥体的强度 桥体应具有足够的抗弯强度。

四、连接体的设计

（1）不动连接体 将固位体与桥体完全连接，形成一个不活动的整体。

（2）可动连接体 将固位体与桥体通过活动关节相连接。

五、固定桥的完成、问题及其处理措施

此部分内容参见本篇第二章"牙体缺损修复"。

第四章　可摘局部义齿

可摘局部义齿是利用天然牙和基托覆盖的黏膜、骨组织支持作用，靠义齿的固位体和基托固位，用以修复缺损的牙列及相邻软硬组织，患者能自行取戴的一种修复体。

第一节　可摘局部义齿的适用范围

① 适用于各种牙列缺损，尤其是游离端缺失者。

② 拔牙创愈合过程中需制作过渡性义齿者。

③ 因牙周病、外伤或手术造成缺牙，伴有牙槽骨、颌骨和软组织缺损者。

④ 颌面重度磨损、牙缺失比较严重等，造成咬合垂直距离过低者，可以选择合适的可摘局部义齿，帮助恢复垂直距离。

⑤ 基牙松动度不超过Ⅱ°，牙槽骨吸收不超过根长 1/2 者，必要时可兼作义齿松动牙固定夹板。

⑥ 腭裂需以基托封闭裂隙者。

⑦ 不能耐受固定义齿修复时磨除牙体组织者，或主动要求做可摘局部义齿修复者。

注意：可摘局部义齿的禁忌证为缺牙间隙过小；基牙固位形态过差；因疾病和职业等不宜用可摘局部义齿修复。

第二节　可摘局部义齿的组成及其作用

可摘局部义齿一般是由人工牙、基托、固位体和连接体等部件组成的（图 4-4-1）。

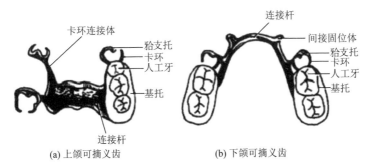

(a) 上颌可摘义齿   (b) 下颌可摘义齿

图 4-4-1 可摘义齿的组成

一、人工牙

人工牙是义齿代替缺失牙建立咬合关系、恢复咀嚼功能和外形的部分，分为瓷牙、塑料牙和金属（舌）面牙三种。

按𬌗面形态不同，人工牙可分为解剖式牙、非解剖式牙、半解剖式牙三种。

二、基托

（一）基托的功能

① 连接义齿各部件成一个整体。

② 在基托上排列人工牙，承担、传递和分散𬌗力。

③ 修复缺损的牙槽骨、颌骨和软组织。

④ 加强义齿的固位与稳定。基托与黏膜之间存在唾液，两者间有吸附力；基托与基牙及邻近牙接触可以形成抵抗义齿移动的力量，也有防止义齿摆、翘动的间接固位作用。

（二）基托的种类

按材料不同，基托分为塑料基托、金属基托、金属网加强塑料基托三种。

（三）对基托的要求

（1）基托的伸展范围　根据缺牙的部位、基牙的健康状况、牙槽嵴吸收的程度、𬌗力的大小等情况而定。在保证义齿固位及稳定，不影响唇、颊、舌及软组织活动的原则下，尽量缩小基托范围。

（2）基托厚度　塑料基托一般厚 1.5~2 mm，腭侧基托可稍薄，金属基托厚度约为 0.5 mm，并且边缘可稍厚而圆钝。

（3）基托与天然牙的关系　缺牙区基托不应进入基牙邻面倒凹区，腭（舌）侧基托边缘应与天然牙轴面的非倒凹区接触，前牙区基托边缘应在舌隆突上。

（4）基托与黏膜的关系　基托与黏膜应密合，做缓冲处理以免基托压迫组织而使患者有疼痛感。

（5）基托磨光面要求　基托磨光面需高度磨光，边缘曲线匀整、圆钝；在颊、舌（腭）侧形或凹形磨光面以利于固位；在牙冠颈缘下显出根部形态，使得立体感强，自然逼真；在腭面形成腭隆凸、龈乳头及腭皱形态。

三、固位体

（一）固位体的功能

固位体具有固位、稳定、支持三种作用。

（二）固位体必须具备的条件

保证义齿不脱位；基牙不应产生矫治性移位；不损伤基牙；不影响美观；不易存积食物；应尽量避免在口内使用不同种类的金属。

（三）固位体的种类

1. 直接固位体

按固位形式不同，直接固位体分为冠外固位体和冠内固位体两类。

（1）冠外固位体　包括卡环型固位体、套筒冠固位体和冠外附着体。卡环型固位体将卡环置于基牙的倒凹区，利用卡环的弹性起固位作用，是目前广泛应用的固位体。

直接固位体主要是卡环，它是直接卡抱在主要基牙上的金属部件。其主要作用是固位、稳定和支持。以三臂卡环为例，卡环由卡环臂、卡环体、殆支托三部分组成。

卡环臂为卡环的游离部分，富有弹性，环绕基牙。卡环臂尖位于倒凹区，是卡环产生固位作用的部分，可防止义齿殆向脱位。卡臂起始部分较坚硬，放置在观测线上或非倒凹区，起稳定作用，防止义齿侧向移位。

卡环体为连接卡环臂、𬌗支托及小连接体的坚硬部分，位于基牙轴面角的非倒凹区，有稳定和支持义齿的作用，可防止义齿侧向和龈向移动。

𬌗支托是卡环伸向基牙𬌗面而产生支持作用的部分，可防止义齿龈向移位，保持卡环在基牙上的位置。

① 𬌗支托的位置：应在缺隙两侧基牙𬌗面的近、远中边缘嵴处，尖牙舌隆突以及切牙切端。

② 支托与基牙的关系：基牙上的𬌗支托凹底应与基牙长轴垂直。

③ 𬌗支托的大小、形状：𬌗支托的材料决定了铸造的𬌗支托应薄而宽，呈匙形，颊舌向宽度约为磨牙颊舌径的 1/3 或双尖牙颊舌径的 1/2。近远中向长度约为磨牙近远中径的 1/4 或双尖牙近远中径的 1/3，厚度为 1.0~1.5 mm。铸造支托呈圆三角形，近𬌗缘较宽，向𬌗面中心变窄。

④ 𬌗支托不应影响就位和咬合，并应有一定厚度。

（2）冠内固位体　主要是冠内附着体，属于精密附着体，最常见的是栓体栓道形式。

2. 间接固位体

防止义齿翘起、摆动、旋转、下沉的固位体，称为间接固位体，其具有辅助直接固位体固位和增强义齿稳定性的作用。间接固位体的作用如下：① 防止游离端义齿𬌗向脱位，减少因义齿转动造成的基牙损伤；② 对抗侧向力，防止义齿摆动；③ 起平衡作用，防止义齿旋转；④ 分散𬌗力，减轻基牙及支持组织的负荷。

四、连接体

连接体是可摘局部义齿的组成部分之一（图 4-4-2）。

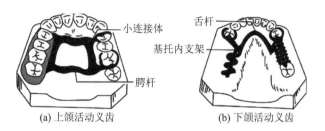

(a) 上颌活动义齿　　　　　　　(b) 下颌活动义齿

图 4-4-2　连接体的类型及结构

第三节　可摘局部义齿的分类和设计要求

一、可摘局部义齿的分类

可摘局部义齿根据 Kennedy 分类法（图 4-4-3）分类。

第一类：牙列缺损为牙弓双侧后牙游离端缺失，义齿由天然牙和黏膜混合支持。

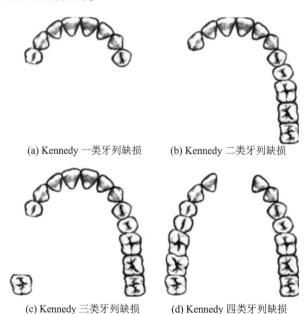

(a) Kennedy 一类牙列缺损　　　(b) Kennedy 二类牙列缺损

(c) Kennedy 三类牙列缺损　　　(d) Kennedy 四类牙列缺损

图 4-4-3　Kennedy 分类法

第二类：牙弓单侧后牙游离端缺失，义齿由天然牙与黏膜混合支持。

第三类：牙弓一侧后牙缺失，缺牙间隙两端均有天然牙存在，义齿主要为牙支持式。

第四类：牙弓前部牙跨中线连续缺失，天然牙在缺隙的远中，义齿多为牙与黏膜混合支持。

二、可摘局部义齿的设计要求

① 义齿应能保护口腔软硬组织的健康。

② 义齿应有良好的固位和稳定性。

③ 义齿应能恢复咀嚼功能，保证面部外观。

④ 坚固耐用。

⑤ 容易取戴。

第四节　可摘局部义齿的保护和清洁

① 初戴义齿会有异物感，发音不清晰，出现恶心等，嘱患者耐心使用，逐渐习惯。

② 取戴义齿禁用猛力和咬戴，以免义齿变形和损坏。

③ 初戴义齿如有疼痛，应及时复诊修整，修整前若不能耐受疼痛，应摘下义齿置于清水中浸泡，待来院前 1~2 h 戴上，以便准确查出痛因，正确修改。绝不能忍痛继续戴用，以免压伤牙槽黏膜或损伤牙周组织。

④ 初戴义齿应先进软食，适应后再吃正常食物或硬食物。

⑤ 饭后应将义齿拿下，洗净再戴上，以免食物碎屑、残渣聚集和菌斑沉着，不利于口腔卫生和基牙、黏膜的健康，严重者可造成龋齿、龈炎和口腔炎症。

⑥ 睡前将义齿拿下、洗净，浸于水中，次日再戴，适应者可戴着睡觉。禁用沸水烫洗和任何药物浸泡，以免影响义齿的寿命和质量。

⑦ 义齿不适合时应随时复诊。如长期不戴，口腔情况发生变化，义齿就会难以戴入，只能重做义齿。

第五章 全口义齿

全口义齿是口腔修复学的重要组成部分。牙列缺失是指上颌或下颌或者上下颌的牙齿全部缺失。

一、牙列缺失的影响

① 对咀嚼食物和消化功能有影响。

② 对发音功能有影响。

③ 对面型有影响。

二、牙列缺失后的组织变化

（一）颌骨的改变

1. 上颌骨的改变

由于上颌牙槽骨的吸收是顺牙根方向进行的，且上颌骨外侧骨板比内侧骨板薄而疏松，故上颌牙槽骨的吸收，外侧多而快，吸收方向是向上向内的，故上颌骨的外形逐渐变小。

2. 下颌骨的改变

下颌牙槽骨吸收的方向也是顺牙根方向进行的，即向下向外吸收。下颌的内侧板比外侧板薄而疏松，故吸收结果是下颌弓逐渐变大。

（二）软组织的改变

① 肌肉缺乏正常功能性刺激，失去正常张力和弹性，久之，肌肉可能萎缩、功能减退；咀嚼肌随咀嚼习惯的改变而改变，一般缺牙后下颌会伸向前上方，以求上下颌部分牙槽骨发生咀嚼接触，因而使下颌习惯处于前伸位置。

唇、颊、舌组织失去牙列的间隔限制而向内向外或向前外伸展，致使唇、颊及舌沟的间隙变浅。久之，牙槽嵴低平者的口腔前庭与固有口腔就无明显的界限了。

② 口腔内的唇、颊部肌肉失去牙列的支持，并因牙槽骨的吸收而失去原有的形态及功能，出现上下唇内陷，面部皱纹增

多，鼻唇沟加深，口角下陷，面下 1/3 距离变短的衰老现象。

（三）颞下颌关节的改变

牙列缺失后，上下颌骨失去牙齿的支持，造成下颌骨位置不稳定。

（四）老年人的口腔组织变化与修复问题

（1）骨的改变　有的老年人由于缺钙骨质疏松，牙槽嵴低平，不利于装戴义齿。

（2）软组织改变　软组织变薄，失去弹性，义齿基托不易与之贴合，影响义齿的稳固性，受力时易使患者产生疼痛感。

（3）唾液分泌减少　影响义齿的吸附和周边的密封，影响固位。

三、垂直颌位关系记录

垂直距离为天然牙列呈正中𬌗时，鼻底至颏底的距离，也就是面部下三分之一的距离。记录垂直距离的方法如下：

① 息止颌位垂直距离减去息止𬌗间隙的方法。在天然牙列存在，不咀嚼、不吞咽、不说话时，下颌处于休息的静止状态，上下牙列自然分开，无咬合接触，叫作息止颌位，此时上下牙列间存在的间隙叫作息止𬌗间隙。息止𬌗间隙平均值 2~3 mm，因此，测量息止颌位时鼻底至颏底的距离减去 2~3 mm，可确定垂直距离。

② 瞳孔至口裂的距离等于垂直距离的方法。两眼平视，将测量的瞳孔至口裂的距离作为垂直距离。

四、全口义齿的固位因素

① 义齿基托与黏膜的密合程度：密合程度越高，固位力越大。

② 义齿基托吸附面积：面积越大，固位力越大。

③ 义齿基托的边缘伸展：适宜的边缘伸展能够既不影响肌肉的功能运动，又能与周围软组织紧密接触，获得良好的边缘封闭，从而获得较大固位力。

④ 颌骨的解剖形态：直接影响全口义齿基托的伸展，影响基托与黏膜吸附面积的大小，从而影响义齿固位力的大小。

⑤ 义齿承托区黏膜的性质：厚韧、有弹性的黏膜可以获得更好的固位力，菲薄松软的黏膜固位不足。

⑥ 唾液的质量：具有适宜的黏稠度和唾液量的患者，义齿固位力较大。

五、全口义齿排牙的注意事项

① 所选人工牙的颜色和形态应与患者各方面协调，并应得到患者的认可。

② 面部对称时义齿中线一定要居中。

③ 放松状态时检查上前牙切缘与上唇的位置关系是否协调。

④ 由上颌切牙切缘、尖牙和第一双尖牙牙尖所形成的曲线为笑线。笑线的弯曲度随年龄增加逐渐平直，男性比女性更平直些。

⑤ 牙形要与患者面部形态协调一致（如图 4-5-1）。

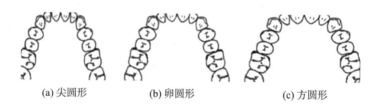

　(a) 尖圆形　　　　　　(b) 卵圆形　　　　　　　(c) 方圆形

图 4-5-1　三种常见牙弓形态

第六章　覆盖义齿

覆盖义齿又称上盖义齿，是指义齿的基托覆盖并支持在已做治疗的牙根或牙冠上的一种全口义齿或可摘局部义齿。

一、优点

① 可以保留一些以往人们认为不能利用的或应该拔除的牙齿，延长其使用年限，保持机体的完整性，使患者少受拔牙之苦。

② 牙齿或牙根的保留，可防止或减少牙槽骨的吸收，增强对义齿的支持、固定和稳定作用。覆盖义齿在恢复咀嚼功能和保持口腔组织方面，均具有优越性。

③ 牙根的保留，使牙周膜的本体感觉和神经传导途径得以保存。因此，覆盖义齿具有较好的分辨能力和生理优越性，有真牙感，患者能较快适应，咀嚼效率高。

④ 截冠改变了冠根比例关系，能有效地降低𬌗力，消除侧向力和扭力，有利于牙周病的治疗和维持牙周组织的健康。

⑤ 保留远端牙齿用作覆盖基牙，可以减少游离端义齿鞍基的下沉，降低牙槽嵴所承受的𬌗力和近中基牙承受的扭力，对牙槽黏膜和近中基牙可产生良好的保护作用。

⑥ 有腭裂、釉质发育不全、重度磨损等先天或后天缺损畸形的患者，用覆盖义齿修复，无须拔牙就可满足功能和美观的需要，时间较短且经济，易为患者接受。

⑦ 覆盖基牙必须拔除时，只需要在拔牙区施行垫底术，即可改制成一般的义齿。

二、缺点

① 覆盖基牙易发生龋蚀，尤其是在未采用金属修复物保护的牙本质暴露面及充填物（或修复体）与牙质相接处。所以，在覆盖义齿的修复过程中或戴入义齿后，都要重视防龋和口腔

卫生。

② 被保留的牙龈，常有明显的隆起和倒凹，这关系着基托的位置、厚薄和外形，甚至影响美观。若避开倒凹，不做基托则不利于固位，一旦进入倒凹区，义齿就位会出现困难。

③ 牙髓、牙周治疗工作量很大，加之进行钉盖、冠帽或附着体等处理，往往需要花费较多的时间且费用高。

第七章　种植义齿

　　瑞典哥德堡大学的 Branemark 教授在 20 世纪 60 年代发现了骨-种植体界面的骨结合现象，并正式提出了"骨结合"理论，为口腔种植学奠定了基础，从此打开了种植修复的新纪元。缺牙修复的根本目的是恢复牙齿的功能和形态。功能为力，形态为美。种植义齿修复，因具有舒适性，能显著提高咀嚼力，对邻牙无损害等优点，成为牙齿缺失后的首选修复方式。种植修复不仅彻底更新了传统口腔修复学的概念与内容，解决了传统修复学长期难以解决的问题，如游离端缺失的修复、重度牙槽突萎缩无牙颌的牙列修复、伴有骨缺损的牙列缺损修复、牙周病患者的缺牙修复，还成功地应用于肿瘤手术上下颌骨切除后的功能性颌骨重建，以及面部器官缺失后的赝复体修复等。

　　种植修复是以骨组织内的下部结构为基础来支持、固位上部牙修复体的缺失牙修复方式，是一项维护人类牙颌器官完整性的系统性工程。它包括下部的支持种植体和上部的牙齿修复体两部分。其下部的种植体主要以纯钛金属制成，通过特殊的装置和方式连接上部牙齿修复体，从而获得与天然牙相似的功能和美观效果。

　　种植义齿是由种植体和种植体支持的上部义齿组成的修复体。种植义齿与常规义齿的不同之处在于：种植义齿是将人工材料制成的种植体经手术植入失牙区颌骨内或骨膜下，在穿过牙槽嵴黏膜的种植基桩上完成缺失牙的修复。

　　种植义齿作为缺失牙修复的一种特殊形式，同样需要遵循缺失牙修复的原则，即在恢复功能的同时提升美观效果。以往将是否形成稳定的"骨结合"作为种植修复成功与否的判定标准，而如何获得长期的稳定、维持整体的功能和美观，是当今需要研究的重点，更是难点。"以修复为导向"的现代口腔种植理念正是功能和美观兼具这一标准的体现，它要求种植体植入的最终位置要能够保证修复体获得最佳的功能效果，同时兼顾美观要求，做到功能和美学的统一。

口腔种植治疗是以种植体成功完成"骨结合"为基础的口腔种植系统工程链，包括术前对病史的详细采集、系统检查、正确的诊断、细致的手术预案、成功的手术植入、适当的上部结构修复与咬合功能恢复、修复后的定期复查与调整、长期随访等，所有环节缺一不可。应重视口腔种植修复治疗完成后的远期随访和口腔卫生维护，不能仅满足于口腔种植体的5年成功率，应特别重视患者种植修复后的口腔健康状况。口腔健康教育要贯穿于种植牙修复的始终，消除患者的疑虑，使其建立信心，树立种植牙的维护与保健意识。

口腔种植外科技术经历3个渐进式的发展阶段，目前已进入以临床证据为依据的发展阶段，形成了以临床证据为依据的种植理念，并逐步建立相应的口腔种植治疗临床原则。口腔种植外科技术的发展使种植修复的适应证大大扩展。除了一些全身系统性疾病，特别是骨代谢障碍疾病外，局部的软硬组织条件不足都可以通过骨增量技术、软组织增量技术来改变。在种植治疗中，大部分病例需要进行骨增量，同期或分阶段植入种植体，骨增量技术已经逐渐成熟。还有很多病例需要通过软组织移植获得健康、稳定、具有美学效果的种植体周围软组织。

数字化软件和硬件技术在口腔种植修复中的应用，突破了传统种植模式的局限，促使口腔种植的诊断和治疗朝着更加精准、高效、自动的方向发展。计算机辅助导航下的种植外科技术是如今数字化口腔种植的重要组成部分，主要包括数字化种植导板技术和术中实时导航技术。计算机引导外科的发展有助于以理想的三维位置与轴向植入种植体，减轻患者的疼痛、不适和肿胀，减少手术操作时间。近年来，数字化种植手术导板技术发展迅速，已经得到了较为广泛的应用。理想的数字化导板设计软件不仅能够辅助模拟出高精度的种植手术，进行手术方案的规划和导板的设计，还方便医生在术前将手术思路清楚地呈现给患者，有利于进行及时的医患交流和沟通。现阶段数字化技术在口腔种植领域的运用尚存在一定的局限性，临床医生必须遵循种植修复的基本原则、熟练掌握数字化技术的运用技巧，这样才能充分发挥数字化技术的作用，最终实现精准、高效、舒适的个性化种植诊疗。

种植体设计的多样性和表面改性研究的不断创新，使得即刻种植、即刻修复、即刻负荷技术应运而生，这不仅可以缩短治疗周期，减少手术次数，还能更好地保存种植体周围软硬组织，提高美学效果，受到临床医师及患者的青睐。

这些技术的发展改变了现代口腔种植学的面貌，推动了新生学科的迅速发展。实际上，口腔种植外科技术、修复技术、义齿制作技术的进步彻底地改变了口腔修复学、口腔外科学、牙周病学、口腔修复工艺学的内涵，它们仍在不断地更新和发展，推动了整个口腔医学的进步与发展。

一、种植义齿的优点

① 义齿的固位和稳定作用良好。

② 多数种植义齿所受𬌗力通过种植体传导到颌骨上或颌骨内，故能承受较大的𬌗力。

③ 种植义齿基托面积小或无基托，可以减轻或避免基托对黏膜的刺激和压迫。

④ 患者较舒适。

二、种植义齿的缺点

① 修复方法复杂，需要特殊材料和设备以及较好的外科手术条件。

② 如某种原因造成种植义齿失败，局部组织可能形成疤痕或骨质缺损，以后修复的难度会大大增加。

三、种植义齿的适应证

① 个别缺牙，可制作牙齿或牙根的代替品，直接植入拔牙窝或手术形成的牙槽窝内，用以修复失牙者。

② 基牙牙根太短或松动，可通过根管植入种植体到颌骨内，以改善冠根的比例，使基牙稳固者。

③ 无牙颌患者牙槽嵴过于低平，系带附丽过高，或刃状牙槽嵴，黏膜组织薄而疏松，或舌体过大，或对塑料基托过敏等经多次制作一般全口义齿失败者。

④ 游离端缺牙患者不能承受局部义齿基托负荷者。

⑤ 缺牙较多而采用固定义齿时，为减轻两端基牙的负荷，可在缺牙区植入种植体作为中间基牙者。

⑥ 颌骨缺损、义齿修复时，缺乏足够基牙者。

第八章 CAD/CAM

CAD 是 computer aided design 的简称，即计算机辅助设计；CAM 是 computer aided manufacturing 的简称，即计算机辅助制造。椅旁 CAD/CAM 嵌体修复是指在医生的牙椅旁通过一套系统完成嵌体制造及粘结固定的修复方式。从表现形式来看，就是在椅旁采取光学印模的方式，通过计算机进行辅助设计，制作和完成修复体，同时将设计的嵌体的形状输出导入椅旁的模学系统，这个模学系统就会按照设计的缺损大小、形状进行瓷块研磨，生成用于牙体缺损治疗的嵌体，最后医生在椅旁把嵌体戴入患者口中。这是一种比较先进的、科技含量较高的治疗方式。

每个人的牙齿形态如同基因和指纹一样，具有专一性，传统方法是从标准牙齿外形的数据库中寻找接近的缺失牙形态，这样就容易产生偏差，而 CAD/CAM 技术以现有牙齿形态为基础，通过科学计算并精准还原出缺失牙形态，为患者定制个性化仿生牙。

CAD/CAM 是一项运用在牙体修复上的尖端技术修复，不仅可以进行全瓷嵌体修复，还可以进行全冠和贴面修复，它是在尽量少损伤牙齿和不损伤牙龈的前提下一次性完成的，省掉了印模、制作临时冠等烦琐步骤，其功能与美观程度可与天然牙釉质相媲美，具有边缘密合度高、修复时间短、美观、舒适度高等优点。

椅旁即刻全瓷修复系统由蓝光摄像系统、计算机设计系统和磨切设备三部分构成。蓝光摄像系统采用短波蓝光自动捕捉清晰图像并构建虚拟模型，然后通过生物再造设计软件，自动分析现有结构，根据采集到的牙齿形态完成修复体的设计，并将数据传输至研磨加工单元，完成修复体轮廓的制备，而后采用间断接触程序研磨修复体并设计形状，整个过程约 20 min，极大地缩短了患者的就诊时间，从取模到粘贴固定一次性完成，无须反复多次调整试戴，患者无须忍受传统印模引发的呕吐感与不适感。玻璃陶瓷材料制作的全瓷牙与人体生物相容性极佳，不会出现传统烤瓷牙中金属离子渗出造成的牙龈红肿、出血、黑线等症状，且在抗着色、强度和防磨损方面均可与天然牙釉质相媲美，并可呈现出通透美观的天然牙本色。

椅旁即刻全瓷修复系统有相配套的可切削材料，包括长石质陶瓷、人工釉质玻璃陶瓷和复合树脂材料等。长石质陶瓷粒度细，抛光性好，适合基牙色度较低且美学要求较高的患者；人工釉质玻璃陶瓷材料的质地与天然牙非常接近，兼具铸造性和美观性，易于磨削且有利于临床试戴和调磨；复合树脂材料主要用于需要长期使用的解剖式临时牙的制作，也可用于修复体蜡型的制作。

修复体设计制作完成后，口腔科医生会使用修复体粘接材料将修复体粘接在患牙缺损处，修复体与自然牙的接触面一般位于牙龈上方或者平齐牙龈，这样有利于日常清洁，防止牙菌斑的形成。同时，这解决了传统全冠修复时边缘位于牙龈下方，牙龈老化或其他因素造成牙龈退缩后修复体边缘暴露、不易清洁等问题。

第五篇

错𬌗畸形

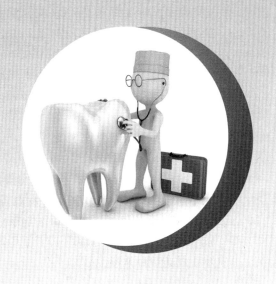

第一章　错𬌗畸形概述

错𬌗畸形是指牙齿、牙弓、颌骨和颅面间的关系不协调，是儿童在生长发育过程中，由先天的遗传因素或后天的环境因素导致的畸形。近代错𬌗畸形是指由牙颌、颌面间关系不协调而引起的各种畸形。WHO 把错𬌗畸形称为"牙面异常"。

理想正常𬌗是由 Angle 提出来的，指保存全副牙齿，牙齿在上下牙弓上排列得很整齐，上下牙的尖窝关系完全正确，上下牙弓的𬌗关系非常理想。以这种标准来看，基本上没有几个人的牙齿可以成为正常𬌗。实际上，我们把大部分虽然有轻微的错𬌗畸形，但对生理过程没有重大妨碍的个体𬌗列入正常𬌗的范围。

错𬌗畸形的临床表现是多种多样的，大致有个别牙齿错位，牙弓形态和牙齿排列异常，以及牙弓、颌骨、颅面关系异常几种情况。

错𬌗畸形的危害性：① 在儿童生长发育过程中，错𬌗畸形影响颌面软硬组织的正常发育；② 影响牙周组织、咀嚼肌及颞下颌关节的健康；③ 严重的错𬌗畸形可影响口颌系统的功能，如前牙开𬌗影响正确发音，后牙开𬌗可影响咀嚼功能，对全身也可造成危害。④ 颜面的畸形患者也可形成严重的心理和精神障碍。

近代口腔正畸学在 19 世纪末 20 世纪初开始兴起。美国学者 Angle 将口腔正畸学发展为口腔医学的分支科学，并于 1890 年提出 Angle 错𬌗畸形分类法，该分类法至今仍在世界各国广泛应用。虽然我国的口腔正畸医学发展得较晚，但也有 60 年的历史了。这些年来我国口腔正畸医学事业经历了创业、停止、再启动和快速发展等 4 个阶段，经过几代人的不懈努力，至今已基本上接近国际水平。

第二章　错𬌗畸形的病因

导致错𬌗畸形的病理因素很多，不同性质的因素或机制可以形成同一种错𬌗畸形，并且在同一种错𬌗畸形的发生过程中，也可能存在多种因素的共同影响。研究各种错𬌗畸形形成的原因，对错𬌗畸形的发生进行有效的预防，以及对已经出现的畸形进行正确的诊断和治疗设计都具有重要的指导意义。

一般将错𬌗畸形的病因分为先天性因素和后天性因素，这两大因素均通过作用于颌面部的骨骼、牙列、神经肌肉和咀嚼系统软组织，影响其生长和发育过程，导致错𬌗畸形的形成。

1. 先天性因素

先天性因素主要为遗传因素，表现在两方面：一方面可能是下颌的大小或形状不协调；另一方面可能是牙齿的大小与颌骨大小不协调。总的来说，先天性因素包括牙齿的大小、形态、数目、萌出时间等异常；下颌前突、上颌前突、下颌后缩等颌骨异常；软骨发育不全、颅面骨发育不全综合征、单侧面骨生长畸形、唇腭裂、巨舌症等。

2. 后天性因素

导致错𬌗畸形发生的后天性因素大致可以分为全身性因素和局部性因素，前者一般表现为内分泌系统疾病和营养障碍等，而后者包括牙齿萌出障碍与替换错误、颞下颌关节疾病、颌骨疾病、不良习惯（吮指习惯、咬物习惯、偏侧咀嚼习惯、唇习惯、舌习惯和睡眠习惯等）、颌面软组织异常等。

综上所述，错𬌗畸形的病因在分类上是彼此相关的，两者相互影响，错综交织，不分主次，但是在某一种错𬌗畸形的发生过程中，它们所表现的强度是不一样的。只有深刻理解这一点，才能正确制定错𬌗畸形的预防和治疗措施。

第三章 错殆畸形的临床分类

为了深入了解错殆畸形的病因机制和临床表现，以更好地指导临床诊断和治疗设计，必须对各种错殆畸形进行分类。目前，国际上应用最为广泛的一种分类方法是 Angle 错殆分类法，我国的毛氏分类法也较为常用。

第一节 Angle 错殆分类法

Angle 错殆分类法是由口腔正畸学的创始人 Angle 先生在1899 年提出的，他认为上颌第一磨牙是殆关键，故以上颌第一磨牙为基准将错殆畸形分为中性错殆、远中错殆和近中错殆(图 5-3-1)。

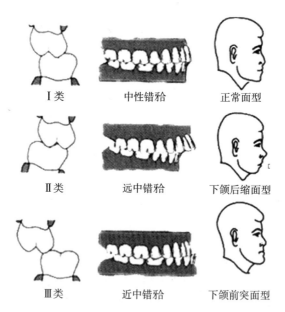

图 **5-3-1 Angle 错殆畸形分类第一磨牙咬合关系及其与面型的关系**

1. 第一类错殆——中性错殆

磨牙为中性关系，而畸形主要表现在牙弓的前段，可表现为牙列拥挤、上牙弓前突、双牙弓前突、前牙反殆、前牙深覆殆、后牙颊舌向错位等。

2. 第二类错殆——远中错殆

下牙弓及下颌处于远中位置。若下颌后退 1/4 个磨牙或半个前磨牙的距离，即上下第一恒磨牙的近中颊尖相对，则称为轻度远中错殆。若下颌再后退，以至于上颌第一恒磨牙的近中颊尖咬合于下颌第一恒磨牙与第二前磨牙之间，则称完全远中错殆。根据其畸形机制可分为骨性和牙性错殆。

第一类：磨牙为远中错殆关系，上颌前牙唇向倾斜，可表现为前牙深覆殆、深覆盖、上唇发育不足和开唇露齿等。

第二类：磨牙为远中错殆关系，上颌前牙舌向倾斜，可表现为内倾性深覆殆。

3. 第三类错殆——近中错殆

下颌及下牙弓处于适中位置，磨牙为近中关系。若下颌前移 1/4 个磨牙或半个前磨牙，即上颌第一恒磨牙的近中颊尖与下颌第一恒磨牙的远中颊尖相对，则称为轻度近中错殆。若下颌或下颌牙弓前移，以至于上颌第一恒磨牙的近中颊尖咬合于下颌第一、二恒磨牙之间，则称完全近中错殆。根据其畸形机制可分为骨性和牙性错殆，表现为前牙对殆、反殆或开殆。

第二节 毛氏分类法

毛燮均教授研究人类咀嚼器官的进化过程，结合人体咀嚼器官为立体结构的观点，以错殆畸形的机制、症状、矫治为基础，于 1959 年提出了毛氏分类法。

第一类：牙量、骨量不调。

第二类：长度不调。

第三类：宽度不调。

第四类：高度不调。

第五类：个别牙错位。

第六类：特殊类型。凡不能归入前五类的错𬌗畸形统属此类。

第四章　错𬌗畸形的矫治方法和矫治器

第一节　错𬌗畸形的矫治方法

一、预防矫治

在牙颌颅面的胚胎发育和后天发育过程中，各种先天、后天因素均可影响其发育而造成错𬌗畸形，而采用各种预防措施来防止各种错𬌗畸形的发生，是预防矫治的主要内容。胚胎期，孕妇应避免过量放射线照射并注意药物的使用，以防止胚胎发育不良；哺乳期，母亲注意保持正确的哺乳和睡眠姿势，对于人工哺乳的婴儿，最好能使用近似母亲乳房的奶嘴，并且奶嘴的开孔不可过大；婴幼儿期，主要是加强婴幼儿营养，保持身心健康。

萌牙后要定期进行口腔检查，早期发现问题早期防治，如早期治疗龋病、早期纠正口腔不良习惯、乳牙早失后缺隙保持、及时拔除滞留牙和多生牙、早期发现骨性畸形并进行生长改良治疗等。采取这些预防措施可防止错𬌗畸形的发生。

二、阻断矫治

在错𬌗畸形发生的早期，通过简单的方法进行早期矫治，阻断错𬌗畸形向更为严重的方向发展，将颌面的发育导向正常，称阻断矫治。阻断矫治是指对乳牙列期及替牙列期由先天或后天性因素所导致的即将或已经初步表现出的牙齿、牙列、咬合关系及骨发育异常等，采用简单的矫治方法进行治疗，或采用矫形的方法引导其正常生长。其目的是阻断畸形发展，使之自行调整，建立正常的牙颌面关系。例如，口腔不良习惯的矫治；早期发现牙列严重拥挤，采用顺序拔牙治疗方法；个别牙错位的早期矫治；开𬌗的早期矫治；深覆盖的早期矫治；早期牙源性前牙反𬌗，使用简单合垫舌簧矫正器矫治，防止其向严重的骨骼畸形发展，这些均属于阻断矫治。

三、一般矫治

一般矫治是口腔正畸矫治中最常见的，根据不同牙颌面畸形选用各类矫治器，如可摘矫治器、固定矫治器、功能性矫治器等。一般矫治的方法比较复杂，应由口腔正畸专科医师施行。

四、外科矫治

对生长发育完成后的严重的骨源性错𬌗畸形，采用外科手术的方法来矫正，称为正颌外科。正颌外科必须由口腔颌面外科与口腔正畸科医师合作完成，以保证𬌗关系及颌骨畸形均获得良好的矫正效果。外科矫治适用于伴有严重骨骼畸形，难以用单纯正畸实现矫治的错𬌗畸形，如严重的下颌前突、上颌前突、开𬌗等，以及患者的颅面生长发育已经基本完成的情况。

错𬌗畸形经过治疗后，牙颌颅面形态和功能形成新的平衡和协调关系。

正畸治疗的目的是预防和去除由牙列及咬合异常所导致的生理性、病理性及心理性障碍。也就是说，所谓的正畸治疗，就是要管理咬合，促进颌骨的生长发育，并在整个发育过程中，最大限度地保持咀嚼器官的功能和健康。诱导和保持每个个体恒牙咬合的理想的正常形态和功能，以及口颌系统各器官的健康，是我们的矫治目标。

第二节　矫治器的类型

一、固定矫治器

固定矫治器是指通过粘接或结扎将一些矫正附件黏固于牙面的矫治器，矫正弓丝通过与牙齿上的矫正附件发生关系来矫正牙齿。固定矫治器的矫治功能较完善，但患者不能自行摘戴。目前，世界上应用最广泛的固定矫正器有方丝弓矫治器（图 5-4-1）、直丝弓矫治器等。

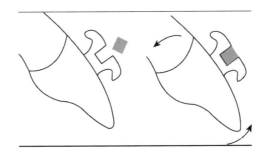

图 5-4-1　方丝弓矫治器

二、可摘矫治器

可摘矫治器（图 5-4-2）由固位装置的卡环、邻间钩、基托、矫正弹簧等组成。患者可自行摘戴。目前，这类矫治器的矫治功能单一，多用于预防性矫治及阻断矫治。

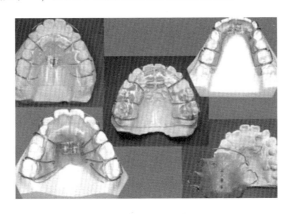

图 5-4-2　可摘矫治器

三、功能性矫治器

功能性矫治器的主要特点是，其矫治牙齿的矫治力主要来源于患者的口颌系统咀嚼肌力。绝大多数功能性矫治器属于可摘矫治器，如 Bionator 矫治器、Frankel 矫治器等，但也有少数功能性矫治器属于固定矫治器，如 Herbst 矫治器。

四、无托槽隐形矫治器

无托槽隐形矫治技术是近年来出现的一种新型正畸矫治技

术，采用塑胶压膜成形固位并施力于牙齿，这种活动式透明压膜矫治器，不用粘接托槽，不影响唇面美观。我国学者将其译为"无托槽隐形矫治器"，如隐适美、时代天使等。

无托槽隐形矫治技术是数字化时代的先进矫治技术，它通过 3D 扫描将牙齿模型转入电脑进行精细严谨的数据分析，据分析结果设计出对牙齿施加作用的矫治器、粘接附件以及一系列隐形牙套。患者循序渐进地更换隐形牙套，在医生的指导下逐步实现矫治目标。

只要牙齿的错𬌗畸形不是太严重，隐形矫治一般都适用，不过需要医生先进行检查。隐形矫治具有以下优点：

① 隐形美观。隐形牙套的材质是高分子生物材料，无金属托槽，近乎透明且表面光滑，更为美观、舒适。

② 卫生。患者可自行摘取，刷牙、使用牙线都不受影响，最大限度地改善正畸期间口腔卫生维护不良的状况。

③ 多方向移动目标牙齿。隐形矫治从最开始就可以在多个方向上同时移动目标牙齿，在一定程度上弥补了固定矫治将所有牙齿排齐整平后才可以移动目标牙齿的不足。

④ 节省复诊时间。隐形矫治可以三个月甚至更久复诊一次，异地甚至异国患者，在良好的依从性前提下，半年或者一年复诊一次，同样能够达到预期效果。

⑤ 疼痛感弱。相对而言，在隐形矫治的治疗过程中，患者的舒适度高、疼痛感弱。

⑥ 提前可视矫治过程。3D 扫描后，可以通过数字化动画方式给患者直观地展示医生设计的矫治过程，以及预测的矫治效果。

需要注意的是，隐形矫治价格较高，虽然美观舒适，但在日常使用过程中较为麻烦，吃饭、刷牙都得摘下来，并且需要每天坚持佩戴至少 20 个小时。

第五章　保　持

保持是完整正畸治疗过程不可缺少的一部分，保持的结果决定着矫治的最终成败。

需要保持的原因有以下几点：

① 牙齿、牙弓、颌骨从错位的位置移动到正常的位置上，有退回到原来位置的倾向。

② 矫治后牙齿周围的骨骼及邻接组织的改建需要一定的时间。

③ 咬合的平衡尚未建立。

④ 口腔不良习惯尚未破除。

⑤ 第三恒磨牙的萌出。

第六篇

口腔卫生保健

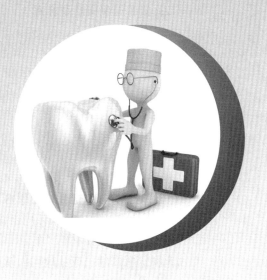

第一章　口腔预防医学的基本概念

第一节　口腔预防医学的概念

一、口腔预防医学的概念

口腔预防医学涉及口腔医学的各个方面，通过预防可减少口腔疾病的发生和发展，达到促进口腔健康与功能完善的目的。因此，口腔预防医学很早就成为口腔医学的一门分支学科。口腔预防关系到健康牙列的保存，口腔结构的维持，可使口腔环境尽可能长期处于一种适当的健康状态。口腔预防医学包括初级预防，如氟化物应用、饮食控制、封闭窝沟、保护牙髓；二级预防（干预），如牙体外科、牙周病学、正畸学及其他领域的早期诊断与适当治疗；三级预防（修复），如固定与活动修复学方面的功能恢复与康复治疗。

二、口腔健康概念及标准

1965 年 WHO 提出，牙健康是指牙、牙周组织、口腔邻近部位及颌面部均无组织结构与功能异常。1981 年 WHO 制定的口腔健康标准是牙齿清洁、无龋洞、无疼痛感，牙龈颜色正常、无出血现象。1994 年 WHO 又提出过 2010 年全球口腔健康状况指标：

5~6 岁：90%无龋。

12 岁：受检人群中每人口腔中平均龋、失、补牙数不超过 1，即龋均不超过 1。

15 岁：至少有 5 个牙周健康区段，其余 CPI 记分为 1 或 2。CPI 即社区牙周指数，反映牙周组织的健康状况，也反映牙周的治疗情况，主要包括牙龈出血、牙石和牙周袋深度等内容。

18 岁：无因龋病或牙周病而缺失的牙。

35~44 岁：无牙颌不超过 2%；90% 至少保持 20 颗功能牙。CPI 记分为 4，不超过 0.1 个区段。

65~74 岁：无牙颌不超过 5%；75% 至少保持 20 颗功能牙，CPI 记分为 4，不超过 0.5 个区段。

第二节　我国口腔疾病概况

2015—2018 年，在原国家卫生计生委科教司、疾控局的组织指导下，"第四次全国口腔健康流行病学调查"完成。报告中指出，我国口腔疾病的情况如下：

1. 龋病

① 3~5 岁儿童乳牙的患龋率达到 62.5%，农村高于城市，龋补充填比则为城市高于农村，男女间患龋率差别不明显，也随年龄增加而升高。5 岁年龄组龋齿好发的牙位依次为上颌乳中切牙、下颌第二乳磨牙、下颌第一乳磨牙、上颌乳磨牙。

② 12~15 岁人群年轻恒牙的患龋率为 41.9%，恒牙龋均为 1.04，龋补充填比为 17.5%。全国 6.9% 的 12 岁学生接受过窝沟封闭，城市高于农村，女性高于男性。全国 4.8% 的 15 岁学生接受过窝沟封闭，城市高于农村，女性略高于男性。

③ 35~44 岁人群恒牙的患龋率为 89.0%。

④ 55~64 岁人群恒牙的患龋率为 95.6%。

⑤ 65~74 岁人群恒牙的患龋率为 98.0%。

⑥ 在过去的 10 年间，我国 5 岁年龄组乳牙和 12 岁年龄组恒牙龋病患龋水平都呈明显上升趋势。所以乳牙龋防治工作应将关口前移，加强低龄儿童龋的综合防治。

2. 牙周疾病

① 12 岁年龄组的牙周健康率为 41.6%，15 岁年龄组的牙周健康率为 34.8%，35~44 岁年龄组的牙周健康率为 9.1%，55~64 岁年龄组的牙周健康率为 5.0%。随着年龄的增长，牙周健康率逐渐下降，农村高于城市，女性高于男性。

② 58.4% 的 12 岁青少年被检出牙龈出血，牙石的检出率为

61.3%；64.7%的 15 岁青少年被检出牙龈出血，牙石的检出率为 73.6%；35～44 岁中年人有 52.7% 被检出有牙周袋，65～74 岁老年人有 64.6% 被检出有牙周袋。

③ 在 2005—2015 年的 10 年间，我国 35～44 岁年龄组和 65～74 岁年龄组的牙周健康率明显下降，牙龈出血、深牙周袋的检出率和检出牙数明显上升。

3. 口腔卫生行为

3～5 岁儿童每天刷牙两次的百分率只有 20.1%，12～15 岁青少年每天刷牙两次的百分率为 32.6%，35～44 岁中年人每天刷牙两次的百分率也只有 47.8%，65～74 岁老年人每天刷牙两次的百分率只有 30.6%。这种现状与我国人民的口腔保健意识低密切相关，这可以从我国四次口腔健康流行病学调查结果得到证实，我国 3～5 岁、12～15 岁、35～44 岁、55～64 岁以及 65～74 岁人群到医院接受口腔疾病预防的百分率只有 11.6%、16.1%、6.9%、1.6% 和 1.2%。

4. 失牙情况

① 全国 35～44 岁年龄组平均存留牙数为 29.60 颗，无牙颌率小于 0.01%。全国 55～64 岁年龄组平均存留牙数为 26.27 颗，无牙颌率为 1.1%。全国 65～74 岁年龄组平均存留牙数 22.50 颗，无牙颌率为 4.5%。

② 在 2005—2015 年的 10 年间，中老年人无牙颌率出现明显下降的趋势，35～44 岁年龄组无牙颌率从 0.06% 下降到 0.01%以下，65～74 岁年龄组无牙颌率从 6.82% 下降到 4.50%。同时，中老年人存留牙数有明显上升趋势，65～74 岁年龄组存留牙数增加了 1.53 颗。

第三节 口腔健康教育与健康促进

1970 年 WHO 指出，牙科健康教育的目的是使人们认识到口腔健康的重要性并能终身保持口腔健康。口腔健康教育不能代替预防方法，它只使人们理解并接受各种预防措施及所采取的步骤。

　　口腔健康教育与健康促进是实施有效的口腔预防措施必不可少的工作环节。健康教育是健康促进的基础，它着重于知识的传播，帮助人们建立关于健康的信念，最终落实到采取健康行为上；健康促进从组织上、经济上创造条件，保证群体和个人获得适宜的支持，是健康教育的发展。

第二章　口腔卫生保健的主要方法及措施

口腔卫生和口腔疾病的发生有着密切的关系，与牙周炎和龋病的关系更为密切。每个口腔医师都有义务对患者进行口腔卫生保健技术指导，帮助其形成并保持良好的口腔卫生习惯。

菌斑控制就是去除细菌菌斑，并防止其在患牙和毗邻的牙龈表面再次形成。菌斑控制也能延缓牙石的形成。去除菌斑能消除早期的牙龈炎症，若中断牙齿清洁则有可能导致其再发生。因此，菌斑控制是治疗和预防牙龈炎的有效途径，也是预防牙周病各种方法的一个关键部分。控制菌斑最可靠的方法是用牙刷和其他辅助工具对牙齿进行机械性清刷。漱口液或牙膏中加入化学性菌斑抑制剂能增强清洁效果。

第一节　牙刷、牙膏及刷牙方法

刷牙是保持口腔清洁的重要方法。刷牙的目的是清除牙面和牙间隙的牙菌斑、软垢、食物残屑，减少口腔细菌和其他有害物质，防止牙石形成。同时，刷牙给牙周组织以适当的刺激，可促进牙龈的血液循环，增强牙龈组织的抵抗力。所以，刷牙对于防止口腔疾病，尤其是牙周病有重要作用。

一、牙刷

牙刷是刷牙必不可少的工具，随着时代的发展，牙刷也在不断变化。

（一）牙刷的种类

1. 保健牙刷

所谓保健牙刷，是指符合卫生标准，不损伤牙龈和牙齿，能有效地清除牙菌斑的牙刷。目前，在国内推广使用的保健牙刷具有以下优点：① 刷头短而窄、体积小、转动灵活、可清洁口腔各个部位。② 刷毛有软、硬两种，可根据个人情况选用，软毛牙刷适用于老年人、儿童和牙周病患者。③ 毛束孔距适当，便于牙刷本身洗涤清洁，不易滞留食物残屑。④ 刷毛长度相等，聚集成柱状满足牙齿各面清洁需要，可防止牙龈被刺或擦伤。

2. 新型牙刷

20 世纪 80 年代以来，国内外出现了一些具有特殊功能的牙刷。例如，为刚出牙的婴儿设计了指套式柔软牙刷，由母亲、保育员戴在食指上给婴儿刷牙；由喷头、水压结构、水和牙膏混合装置 3 个部分组成的喷头式牙刷，其喷头喷出的细水流可清除牙缝里的食物残渣，同时也可起按摩牙龈的作用。我国研制出一种喷雾牙刷，它是一种由气体压缩而喷出雾状液体的牙刷，可以按摩牙龈组织，起到冲除牙齿沟隙污物的清洁作用。此外，还有含牙膏牙刷，其牙刷柄是空心的，内注牙膏，简单实用。

（二）牙刷的选择

牙刷的种类繁多，均有各自的特点，选择牙刷时，应了解自己的口腔牙齿排列情况，选择大小、形状、刷毛软硬适度的牙刷：刷头要适合口腔的大小，不宜过大；刷毛应具有一定的弹性和硬度，不宜过硬或过软，以便于刷洗牙面和牙缝中的污物，且对牙龈和牙齿没有损伤。刷牙不勤的人可选择电动牙刷。牙周病患者、戴固定修复体或错𬌗畸形矫治器的患者应在口腔医生的指导下选择牙刷。

（三）牙刷的保管

牙刷是人们清除口腔内食物残渣、洁牙防龋的用具，恰当地使用可起到按摩牙龈、促进血液循环、提高牙龈防病能力的作用，但是，如果保存不当，牙刷被细菌污染会导致细菌传播。这些细菌可以通过直接吞咽或破损的口腔黏膜和龋洞侵入人体，引起脑膜炎、菌血症、败血症、风湿性心脏病或肾炎等。刷牙后，刷毛上粘有口腔中的多种细菌，因此要用清水多次冲洗，并将刷毛上的水分甩干，将牙刷悬挂于通风且有阳光照射的地方使之干燥。最不好的习惯是把湿的牙刷放在玻璃管或金属盒中，或把牙刷头置于漱口杯内，这样刷毛的水分不能充分干燥，容易滋生细菌。牙刷应每人一把，尼龙牙刷不可浸泡在沸水里，否则会因受热而弯曲变形。牙刷用旧后刷毛卷曲，不仅失去了清洁作用，还会损伤牙龈，应及时更换。

（四）牙刷的更换

牙刷必须定期更换，一般为 3 个月。长期不更换牙刷的危害很多：一是残留在牙刷上的细菌极易滋生，刷牙时可带入口腔；二是牙刷用的时间长了，刷毛不能均匀分散，这样不仅不能发挥清洁牙齿、维护口腔卫生的作用，还会损伤牙龈，加重口腔疾病。

二、牙膏

牙膏是刷牙的辅助用品，可增强牙刷的摩擦力，有助于去除菌斑、清洁抛光牙面。

（一）牙膏的作用

① 有助于机械性去污，增强刷牙的效果。

② 有助于消除口臭，使人清爽舒适。

③ 药物牙膏，如含有氟化钠、氯化锶等的牙膏具有防龋、清除菌斑、防治口腔疾病的作用。

（二）牙膏的成分

（1）摩擦剂　是牙膏中含量最多的成分，用以增强摩擦作用，具有去污和磨光牙面的作用。常用的摩擦剂有碳酸钙、偏磷酸钠等，含量约占配方的 50%。摩擦剂粉末越细，牙膏质量越好。根据牙膏国际标准 ISO 11609，牙膏摩擦值 RDA 应小于 250。

（2）洁净剂　又称表面活性剂，通过降低表面张力，穿透并松解牙面沉积物、乳化牙垢，使其通过刷牙被清除。洁净剂还具有发泡作用。常用的洁净剂有十二烷基硫酸钠、月桂醇磺酸钠。

（3）保湿剂　用于保持膏体湿润，常用的有甘油、山梨醇和丙烷二醇等。

（4）胶黏剂　用于稳定膏体和避免水分挥发，常用的有羧甲基纤维素钠、镁铝硅酸盐复合体。

（5）芳香剂 将各种香精加入牙膏中，可使刷牙者感到清爽舒适，消除口臭，改善刷牙体验。

（6）防腐剂 防止膏体变质。

（三）牙膏的选择

目前，市场上牙膏种类很多，要依据自己的口腔状况或口腔卫生保健的需要来选择，也就是要选购与本人口腔牙齿情况相符的牙膏。

① 有患龋倾向的人群应长期使用防龋含氟牙膏，一旦龋病形成，含氟牙膏就起不了防龋的作用了。含氟牙膏只能起到防龋洁齿的作用，不是治病的良药。

② 有牙龈炎、牙周炎、牙龈出血隐患者，可选用含抗菌剂或中药的牙膏，此类牙膏具有抑菌、杀菌和消炎止血的作用，有利于牙周组织的健康。

③ 市场上的抗牙本质敏感牙膏主要通过两种机制缓解牙本质敏感。一类作用于神经细胞外部，通过去极化抑制神经疼痛信号传导而减轻外部刺激带来的痛觉，这一类以可溶性钾盐为主，如含硝酸钾的牙膏；另一类通过堵塞暴露的牙本质小管口阻隔外界刺激而减轻牙本质敏感，常见的有含氟化亚锡、乙酸锶等的牙膏。

④ 吸烟或喝茶者可用所含摩擦剂为天然碳酸钙的牙膏清洁牙齿烟斑、茶渍斑。

⑤ 有明显口臭者，可选用芳草牙膏、绿叶素牙膏等。

⑥ 口腔状况较好者，可选用普通牙膏或含氟牙膏、清洁型牙膏，最好不要用药物牙膏。

⑦ 儿童爱吃甜食，容易发生龋齿，可以选择略带甜味的含氟儿童牙膏、彩色透明牙膏等，这种牙膏不仅可以减少龋齿的发生，而且无副作用。需要注意的是，儿童不宜使用含氟量较高的成人牙膏，且儿童三岁以前不用含氟牙膏。经医师确诊患有牙龈炎的患儿，可短期使用儿童药物牙膏。

三、刷牙

（一）刷牙的作用

刷牙是保持口腔清洁的主要方法，刷牙的目的在于清除牙面和牙间隙内的菌斑、牙垢与食物残屑，减少口腔细菌和其他有害物质，防止牙石形成。此外，刷牙可给予牙周组织适当的按摩刺激，促进牙龈组织的血液循环，促进牙周组织的新陈代谢，提高上皮的角化程度，对预防各种口腔疾病，特别是对预防牙周病和龋齿具有重要作用。

（二）刷牙的方法

刷牙方法不正确会引起一些不良后果。在牙体软组织的损伤中，最常见的是牙龈组织萎缩，并由此引起牙颈部的过敏症状。在牙体硬组织损伤中，磨损或牙颈部楔状缺损多见。

（1）生理刷牙法　将牙刷毛与牙面接触，刷毛顶端指向冠方，然后沿牙面向牙龈轻轻拂刷。

（2）巴斯刷牙法　又称龈沟清扫法，主要目的在于清洁唇、颊龈沟及牙间隙。刷毛与牙面成45°，刷毛指向牙龈方向，刷毛进入龈沟和邻间区，部分刷毛压于龈缘上做短距离前后向来回颤动；刷毛紧压𬌗面，使毛端深入裂沟区做短距离前后向颤动。

（3）垂直颤动法　使刷毛与牙长轴平行并紧贴牙面，刷毛指向牙龈方向，尖端轻压在牙龈处，旋转牙刷使刷毛与长轴成45°，从牙龈刷向切端或𬌗面。

（4）水平颤动法　又称横刷法，是大多数人使用的方法。使刷毛以45°指向根尖方向，轻微加压，刷毛进入龈沟，加压于刷毛的长轴上，做短距离前后向颤动数次。

（5）旋转式刷牙法　从牙龈往牙冠方向转刷，刷前牙唇面、后牙颊面和后牙舌腭侧时：第一步，牙刷毛端朝向牙龈，上颌朝上、下颌朝下；第二步，牙刷向冠方做小环形旋转运动；第三步，顺牙缝刷洗，刷前牙腭侧，牙刷毛束尖端放在牙齿的舌腭面，上颌向下、下颌向上。刷后牙咬合面时将牙刷毛放在咬合面上，前后拉。

（三）刷牙技巧和注意事项

刷牙时既要掌握刷牙方法，又要讲究刷牙效果，提高刷牙质量。若未能彻底清洁口腔，细菌在其中大量繁殖，则会形成牙结石，引发牙病。因此，掌握刷牙技巧非常重要。

① 辨认菌斑的附着部位，这对于提升刷牙效果十分重要。

② 口腔的解剖结构复杂，凹凸不平的区域较多，尤其是牙齿的邻接面和上下颌最后一颗磨牙的远中面，这些区域是菌斑最易堆积的部位。刷磨牙远中面时，应从一个方向或从不同方向、角度，尽量把刷毛伸进邻间隙中并与牙面紧贴，这样才能清洁干净。

③ 口腔结构复杂，仅用一种刷牙方法、一种刷牙动作，很难除尽口内菌斑。刷牙时，牙刷头要有纵向、横向、旋转和颤动动作，以提高刷牙质量。

（四）刷牙的顺序

所有的刷牙方法都要分区进行。口腔可分为上、下、左、右4个大区，每个大区又可分为唇颊面、腭舌面、𬌗面3个小区，必须依照一定顺序系统刷牙，以免遗漏，使每个牙齿的每个牙面都得以清洁，每个小区至少刷5~10次。

（五）刷牙的次数和时间

刷牙时间以能彻底控制菌斑和牙垢为宜，应养成饭后刷牙的习惯，至少要做到早晚刷牙，饭后漱口。晚上的一次刷牙尤为重要，因为睡眠时咀嚼、语言等活动停止，唾液分泌减少，细菌更容易滋生繁殖。刷牙时每个牙面至少刷5~10次，每次刷3 min，才能达到效果。

第二节　牙签、牙线的使用和漱口

一、牙签、牙线的使用

牙齿邻面最容易滞留牙垢和污物，若咬合关系或牙齿排列正常，能以正确的方法刷牙，则邻面牙间隙的清洁问题不大。若牙齿排列紊乱、牙列不齐、牙齿稀疏、牙齿拥挤、牙齿倾斜、牙齿重叠等，则必须采用其他方法加以处理，一般使用牙签、牙线等。

（一）牙签

牙签是用来剔除嵌塞在牙间隙内食物碎屑的工具。牙签作为辅助刷牙的一种洁齿工具，使用恰当不仅可清洁牙间隙，还有按摩牙龈的作用。目前使用的牙签有木制、竹制、塑料和金属四大类，以竹木牙签较为经济且普遍。牙签的横断面应呈扁圆形或三角楔形，尖光滑无毛刺，质硬而不易折断，以减少剔牙时的损伤。使用牙签时，将牙签尖端置于牙面上，沿牙面缓缓伸入牙列中，向牙的咬合面用力，即下牙向上外侧剔拨，上牙向下外侧剔拨，也可将嵌塞物推向舌侧。使用牙签时，压力不可过大，以免造成牙龈损伤。牙签尖端不可垂直插进牙间隙之间，以免刺伤软组织，引起局部感染。长期使用牙签，引起牙龈退缩，牙间隙会增大而增加食物嵌塞的概率。

（二）牙线

牙线是以尼龙线、丝线或涤纶线制成的用于清洁牙齿邻面的一种洁牙工具。它有助于清洁牙刷不能到达的邻面间隙或牙龈乳头处，特别适用于平的或凸的牙面。牙线有上蜡牙线和不上蜡牙线两种，上蜡牙线一般用于去除牙间隙的食物残渣和软垢，不上蜡牙线更易通过牙齿邻接点，常用于去除菌斑。加拿大的一项研究发现，每日监督在校儿童用牙线清洁牙齿邻面，可降低儿童邻面龋的发生率。还有研究证实，在教室内监督10~13岁儿童使用牙线，可使儿童龈炎患病率下降29%，龋齿患病率降低15%，菌斑减少10%。牙线是较好的洁牙工具，对清除牙间隙食物残渣、去除牙齿邻面菌斑有较好的效果，优点较牙签多，提倡使用。使用牙线的具体办法：取约50 cm长的牙线1根，两端缠绕在双手中指上，间距为15 cm。清洁上颌牙时用拇指和食指引导。清洁下颌牙时以双手食指引导。一指伸入口内牙的舌侧，用指端将线顶起，绷紧压入牙间隙，两指间的线距为3 cm。若牙与牙之间邻接较紧，则把线向前后稍稍拉动即可压入，再把线轻压到牙颈处上下刮动牙邻面4~6次，依此方法，可把每个牙邻面都清洁干净。操作时注意不要用力过大，切不可拉锯式前后扯动，以免损伤牙周组织，如果用手执线不便，可用持线器将牙线固定后，通过接触区，清洁邻面牙颈部。

二、漱口

口腔卫生技术是多方面的，首先要养成饭后漱口、清除口腔内食物残渣的习惯。漱口是最常用的清洁口腔的方法。漱口能清除食物碎屑和部分软垢，以及口内容易借含漱力量脱落的污物，主要应用于饭后。若有口腔疾病，应用加入药物的漱口剂含漱，能暂时减少口腔内微生物的数量或抑制细菌的生长繁殖，起到一定的治疗效果，亦能使口内的伤口保持清洁，促进伤口愈合。漱口还可以消除口臭，使口腔清爽、舒适，但应注意，漱口的效果与漱口时的用水量、含漱的力量和漱动的次数有关。

（一）漱口剂的种类和使用方法

一般漱口用清洁水或盐水含漱。为辅助预防和治疗口腔疾病，漱口剂中可加入某些药物，如加入 0.01% ~ 0.2% 氟化钠溶液防龋，加入 1∶5000 高锰酸钾溶液、1∶1000 利凡诺溶液、1∶2500 氯己定溶液、1∶5000 呋喃西林溶液抑菌、杀菌、消炎，加入 3% 硼酸或复方硼砂溶液、1% 过氧化氢溶液清洁、防腐、除臭等。有时还用 0.5% 普鲁卡因溶液含漱止痛。含漱加有药物的含漱剂有一定的治疗效果，但要注意不要将其作为日常用品，口腔疾病痊愈后，就应停止使用，否则会使口腔内正常菌群失调。用清洁水或淡盐水含漱则对口腔组织无害。

（二）漱口的时间和效果

通常饭后漱口，可清除食物碎屑，消除口臭，每次含漱3~4口即可。口腔发炎，含漱药液时，每半小时含漱 1~2 次，每次连续含漱 1~2 口即可。

第三节　氟化物与牙健康

一、氟的防龋护齿作用

氟用于防龋护齿已有半个世纪的历史，实践证明：氟是防龋的有效药物，无论是在牙齿表面局部涂布，还是直接摄入氟，均有显著的防龋效果。氟是人体必需的14种微量元素之一，适量的氟能维持牙的健康，缺氟会增加人体对龋病的易感性。

氟化物防龋机制有以下几个方面：① 抑制致龋菌生长。② 抑制细菌产酸。③ 降低釉质的溶解度。④ 促进已脱钙釉质的再矿化。

二、氟化物防龋的应用

（一）局部用氟

局部用氟的目的是增强牙齿表面的矿化度或促进再矿化，以提高牙齿的抗龋力。局部用氟化物防龋的方法方便而安全，世界上许多国家都在采用这个方法。局部用氟防龋有很多方式，如牙膏加氟、用含氟漱口液漱口、局部涂布氟化物等。

1. 含氟牙膏

含氟牙膏已被大众所接受，得到广泛应用。

2. 含氟漱口液

含氟漱口液使用方便、价格较低，适用于低氟区或适氟区儿童龋病的预防，但应在家长或老师的监督下使用。常用0.01%～0.02%氟化钠溶液或磷酸缓冲溶液调节其酸度，使pH值为5，这样氟离子能与牙齿表面牙釉质中的羟基磷灰石发生化学反应，以促进再矿化。一般主张每周用一次，每次用5～10 mL，含漱1～2 min。含氟漱口液防龋效果与含氟浓度、牙面接触时间和年龄有关。含氟浓度低者，应增加含漱的时间和次数。儿童可在成人监护下每周含漱10 mL 0.2%氟化钠溶液一次，每次1 min或每日含漱0.05%氯化钠溶液1～2 min，但应严防吞服。

3. 含氟凝胶

含氟凝胶是控制龋病的有效用品之一。将0.5%含氟凝胶置塑料泡沫托盘上，放入口中使之与牙面接触，轻轻咬住保持5 min，每周一次，4次为一个预防疗程，可收到很好的防龋效果。这种干预方法对口干燥症患者特别有效，几乎可以彻底控制龋病的发生。此法花费较多，一般适用于混合牙列期或有患龋倾向的个体。常用的含氟凝胶是 1.23% 酸性氟磷酸钠凝胶。

4. 氟化泡沫

氟化泡沫作为一种局部应用的氟化物防龋制剂，自 20 世纪 80 年代末期开始使用，取得了良好的防龋效果。氟化泡沫涂在牙齿表面，连续不断地释放出氟化物，以最小的氟含量达到最大的氟吸收（氟离子吸收率高达 90% 以上），从而产生最安全有效的防龋效果。氟化泡沫含氟浓度为 1.23%，pH 值为 3~4。使用方法与含氟凝胶相同，但其氟用量少，为含氟凝胶的四分之一，使用后唾液中残留的氟很少。氟化泡沫有多种香型，如草莓香型、蜂蜜香型等，儿童乐于接受。

5. 牙面涂氟

牙面涂氟也是常用的防龋方法之一。据研究报道，牙面涂氟可使儿童患龋率降低 40% 左右。市面上有两种效果较好的牙面涂氟溶液，一种是 2% 氟化钠溶液，另一种是酸性磷酸氟溶液。局部涂氟的操作方法：清洁牙面，若牙面堆积的软垢、菌斑、牙石较多，则应先用洁治器清除，若牙面沉积物不多，则用牙刷和洁牙剂刷牙即可；漱口、隔离唾液并吹干牙面；用小棉球蘸药液涂擦牙面约 1 min，吹干后重复涂药 1~2 次。局部涂药应分区按顺序进行，以免遗漏，小棉球蘸取的药液不宜过多，避免流入口内而吞咽至胃内。牙面涂氟需周期进行，一般建议每半年、每季度或每两个月涂一次。

（二）全身用氟

全身用氟是指机体通过消化道摄入氟化物，经胃肠道吸收进入血液循环，然后传输至牙体及唾液等组织，达到预防龋病的目的。补充的办法有自来水加氟（氟化水源）、口服氟片或氟滴剂、食盐加氟、牛奶氟化等，其中，自来水加氟是最经济、收效最大的口腔公共卫生措施。

1. 饮水氟化

饮水氟化有自来水氟化、学校饮水氟化和家庭饮水氟化几种类型。自来水氟化是指在低氟区的饮水中人工加氟，将水的氟浓度调整到 0.7~1.0 mg/L 以内（国际上定为 1 ppm，百万分之一），以降低患龋率。全世界已有几十个国家或地区开展了自来水氟化工作，我国的香港、广州市、东莞市，以及台湾地区中兴新村曾先后实施过饮水加氟防龋措施。学校饮水氟化适用于不能实施自来水氟化的低氟区（氟含量低于 0.5 mg/L），如还没有自来水的山区、乡村。居住在低氟区又没有氟化水源供应的居民，可采用家庭饮水定量氟化法，即每 1 升水加入氟化钠 2.2 mg，提高饮用水含氟量。婴儿及儿童饮用以此方法配置的氟化水，可得到类似适氟区的防龋效果。

2. 食盐氟化

食盐氟化适用于没有开展饮水氟化或没有自来水的低氟区。目前，世界上包括中国在内已有 30 多个国家应用氟化食盐防龋。食盐含氟量视具体情况而定，一般含氟量在 90～350 mg/kg 的食盐能明显降低患龋率，目前推荐的含氟量是 250 mg/kg 食盐。我国湖北医科大学口腔医学院报道，在某幼儿园实施食盐氟化 3 年后，幼儿乳牙新生龋均降低 50%左右，第一恒磨牙患龋率也明显下降。

3. 氟化牛奶与防龋牛奶

自 20 世纪 50 年代以来，众多的学者、儿科专家针对牛奶氟化防龋做了大量的研究工作，1986 年世界卫生组织与鲍瑞牛奶加氟基金会共同建立了国际牛奶氟化防龋社区试验项目，2000 年左右，北京进行社区牛奶氟化的试点工作。三年试点结果显示，社区牛奶氟化使乳牙患龋率降低约 30%。免疫防龋的方法是给奶牛输入一种"致龋物质"，刺激乳牛的免疫系统产生"抗龋抗体"，这种外来的"抗龋抗体"在人们饮用牛奶的过程中直接附着在牙齿上，从根本上阻止"致龋物质"进入人体。我国医药科技工作者研制的"防龋牛奶"就是用这种方法生产出来的。

4. 氟片

口服氟片适用于不适合实施其他防龋措施的低氟区。氟片是由氟化钠或酸性氟磷酸盐加香料、甜味剂、赋形剂制成的片剂，目前推荐的有 0.25 mg 和 0.5 mg 两种剂量。口腔医师开处方后方可服用氟片，每次处方中氟总量不超过 120 mg，以免一次误吞引起急性氟中毒。在德国，婴幼儿氟化合物剂量推荐值如下：出生后第一年至第二年每日 0.3 mg，第三年每日 0.5 mg，第四至第六年每日 0.75 mg。口服氟片时，应将片剂嚼碎或含化使其布满整个口腔，一般不宜用水吞服，且服用后半小时内不漱口、不进食，以增强效果。家长或幼教人员要负责监督儿童服用氟片，若长期坚持，则效果可与自来水氟化相似。

第四节 合理营养与口腔健康

营养对牙与口腔的发育至关重要。口腔组织与人体其他组织一样，需要营养素提供生长发育的物质基础，只有保证营养足够、合理，才能促使其健康发育。

一、食物多样化，适量食用粗粮

人们的食物应该多种多样，以满足营养需要，促进口腔健康。近年来，人们已经意识到，尽管生活水平提高，在食用精制食品的同时，也应增加粗粮制品，如红薯、土豆、玉米、高粱、谷物等的摄入量。有报道指出，长期食用粗粮制品的人，85%~90%不患龋病。显然，粗粮制品对防龋大有好处，这不仅是由于粗粮制品中含有丰富的无机盐，还因为咀嚼粗粮制品时的机械刺激作用可以帮助清洁牙面污垢。此外，精制食品中往往加入了糖，以满足人们的口味要求，而糖是致龋的重要因素。国外有报道指出，食用白面包的人患龋率比食用粗制面包的人高近 2 倍。

二、多吃蔬菜、水果

蔬菜、水果类食物，含有丰富的维生素、无机盐和膳食纤维。例如，新鲜蔬菜含有 D 族维生素；新鲜蔬菜、水果等含有维生素 C；深色与黄色蔬菜（如西红柿、胡萝卜等）含有维生素 A，菠菜、卷心菜含有维生素 K，它是一种抗龋坏因子。食物纤维有助于口腔的自洁，对于维持牙龈、牙周组织与口腔黏膜健康必不可少。维生素 C 和 B 族维生素是水溶性的，不能在体内储存，每天要补充人体所需要的量。维生素 D 是一种溶于脂肪的维生素，只有和酸乳酪、奶油或其他脂肪结合在一起，才能被人体吸收利用。维生素 D 的作用主要是促进钙吸收。人体维生素 D 的来源：一是通过阳光中的紫外线作用于皮肤产生；二是通过食用海鱼、鱼肝油、牛奶和蛋黄等食物吸收。儿童特别是婴幼儿，适当在室外晒太阳对生长发育是有益的，若在补钙时，接受阳光照射有限，则应补充维生素 D。

三、多吃乳制品和豆类

全奶、奶油、奶酪等奶类含有丰富的蛋白质、维生素（如维生素 A、D）和钙，它们也是脂肪的良好来源；豆类及其制品是 B 族维生素、铁（Fe）、钾（K）的供应者。奶类、豆类食品可以提供预防龋病和牙周病所需的蛋白质、维生素和钙，特别是可以提高儿童、青少年牙齿的骨密度和牙齿的抗龋能力。

四、少吃糖及甜食

众所周知，糖是牙齿龋坏的主要因素之一，有人把糖（特别是蔗糖）视为牙齿龋坏的祸根。糖在口腔内可被牙齿表面的菌斑吸收，细菌使糖发酵，产生大量的酸性物质，特别是有机酸，它在数分钟内即可侵蚀牙齿的硬组织，使其脱钙形成龋坏。如果不注意，这种龋坏在一年内就可能从牙釉质扩展到牙本质，引起牙本质过敏，甚至导致牙髓发炎。

我国口腔专家指出，牙齿龋坏率高的原因之一是食糖量增加，儿童在两餐之间食用甜食或含糖的零食致使牙齿龋坏率升高。国外调查显示，致龋食品中以精制糖危害最大，食用精制糖的人牙齿龋坏率比食用天然蔗糖结晶的人高 3～4 倍。我国也做过相关调查，结果表明，各类糖对牙齿龋坏的危害性排序由大到小依次为蔗糖、葡萄糖、麦芽糖、乳糖果糖。由此，人们想到以其他甜味来代替蔗糖，目前主要的糖代用品是木糖醇、山梨醇等，有的国家已用山梨醇、木糖醇代替蔗糖制作口香糖，这种糖既不会被口腔内的细菌分解发酵致龋，又不形成菌斑，且能保持较好的甜味。限制儿童食用含糖食物的数量和次数，也是降低患龋率的一种方法。专家建议，儿童每人每日摄糖量

（包括甜食中的糖）不应超过 30 g，且以每日不超过 3 次为宜（有人提出最好每天只吃一次甜食），并提倡正餐时食用。实际上，最行之有效的措施是在每次吃糖［（不管吃什么糖，也不管什么时候吃糖（包括甜食）］后立即漱口或刷牙。

五、控制烟酒摄入量

适量饮酒利于身体健康，饮酒过度则危害健康。酒与口腔健康有关，嗜酒者牙周病发病率普遍较高，牙龈、牙周组织炎症容易发作；酒中的化学物质，如乙醇有刺激作用，会增加口腔黏膜、牙龈等发病的可能性。

烟与口腔疾病也有密切关系。烟斑、烟渍使牙齿发黄、变黑或变灰暗，影响美观，也是出现口臭最直接的原因。吸烟与牙周病、口腔黏膜病、口腔癌有关系，孕妇吸烟还会影响胎儿正常发育。

为了保证口腔和牙齿健康，应合理膳食，保证牙齿正常生长发育所需要的各种营养均衡，少或不食致龋食品。婴幼儿、青少年应选择食用营养丰富的乳制品，增加粗粮制品的摄入量，多吃新鲜蔬菜、水果，经常食用鱼（特别是海鱼）和禽、蛋及少量瘦肉（少吃肥肉和荤油），要尽量少吃糖，控制含糖制品（如浓缩的苹果汁、橙汁、凤梨汁及蜂蜜等）的摄入量。

第五节　定期口腔检查及洁牙

一、洁牙的必要性

洁牙就是清洁牙齿，也称洗牙，是指牙科医师使用专门的器械对牙齿各个面进行细致的清洁，去除附着于牙面、牙龈沟与牙颈部之间的软垢、牙石、色斑等物质。

软垢也称牙垢，它是由食物残渣、细菌上皮及细菌混合在一起，紧附于牙齿上的物质。它不但会引起口臭，其中的细菌还会分泌酵素及毒素，破坏牙齿及周围组织，造成龋齿及牙龈炎。牙石也称牙结石，是附着在牙面上钙化了的或正在钙化的以牙菌斑为基质的团块。它始终为细菌所覆盖，多由刷牙不干净或在饭后、睡前没有刷牙引起，也有由牙面粗糙或牙齿排列不整齐、牙间隙过大造成大量食物嵌塞，以及不易清洁的活动修复体等因素引起。牙石是在牙菌斑的基础上钙化而成的，这个钙化过程长则于牙菌斑形成 10~14 天就开始，短则于牙菌斑形成几个小时即开始。而软垢是尚未钙化的牙菌斑，它能在刷牙后半小时内沉积在牙面上。所以，软垢和牙石只是在形成的时间和坚硬程度上有所区别，它们都是细菌团。1 g 成熟的牙菌斑约含 2.5×10^{10} 个细菌，细菌的种类多达 160 多种。这种细菌团不仅影响牙齿美观（牙石通常呈黄白色或更深些的灰黄色），而且是引起龋齿和牙周病的重要因素。牙石具有机械刺激和化学刺激双重作用。机械刺激作用表现在压迫牙齿周围的软组织，产生炎症，进一步发展成牙周炎；牙石内的细菌代谢产物如酸性物质，腐蚀牙体组织，可造成牙齿硬组织龋坏，导致龋病。因此，有人认为，牙菌斑和牙石是口腔两大疾病（龋病和牙周病）的元凶。定期洁牙，保持牙齿清洁，是预防牙病和保持口腔健康的有效方法。

二、洁牙方法

仅靠刷牙、漱口很难去掉牙石，专业人员借助洁牙器械才能彻底去除牙石，这种方法叫作洁牙。

目前的洁牙器械主要有两种，即超声波洁牙机和手动洁牙器。超声波洁牙是目前最受欢迎的洁牙方法。超声波洁牙机由超声波发生器和换能器组成，振动的洁牙器工作头轻轻地接触牙石、色斑，将其震碎，工作头喷出的水可冲洗牙龈沟和牙间隙，去除污物。传统的手动洁牙器洁牙的方法，对操作者的手法要求较高，稍有不慎，可能会导致牙龈出血等情况。

三、洁牙应消除的几个疑虑

疑虑一：洁牙会损伤牙齿，牙齿表面的釉质也会一起被刮掉。研究人员用放大几万倍的扫描电镜对洁牙后的牙齿进行表面观察，结果发现，无论是手持器具还是超声机械，在牙齿表面留下的划痕深度都微乎其微，并且口腔内的唾液可使这些划痕在几天内矿化而消失。

疑虑二：洁牙后牙缝变大使牙根暴露。其实这是一种误解，出现这种情况可能是因为牙齿排列不齐等，原来就有缝隙，只是牙石将龈隙塞满，去掉牙石后显露出原形。此外，牙石长期压迫牙龈，可引起炎症及细菌感染，造成牙龈萎缩、牙缝变大，将牙石去掉，自然就显出变大的牙缝。同样，牙石压在牙根上，表面上未暴露出牙根，实际上牙根与牙冠在组织结构和矿化程度上存在众多差异，覆盖在牙根上的牙石中的细菌产生的酸性物质可渗透到牙根部，腐蚀牙根，造成根面龋。去掉牙石后也就暴露出牙根了。牙根暴露可能出现暂时性的牙齿酸痛症状，一般几天后就会消失。

四、坚持定期洁牙

保挣口腔健康，预防牙病，除了正确刷牙、早晚刷牙、饭后漱口外，定期洁牙也是非常重要的。一般来说，半年或 1 年洗牙 1 次，对消除牙石、维护牙齿健康最为有效。美国、英国和日本等国家，每年洁牙 1~2 次已成为公民的自觉行动。在德国，法定的疾病保险机构规定，居民每 6 个月到 1 年之内，至少应请牙科工程师彻底检查口腔 1 次，并要登记在政府补贴记录本上，以便获得相关优惠。

第三章　特殊人群的口腔保健措施

第一节　孕妇的口腔保健

一、孕妇的生理特点及易患的口腔疾病

妊娠期是妇女一生中生理和心理变化较大的时期。妊娠期妇女全身各系统，特别是内分泌系统发生生理性变化，如妊娠期激素改变，可使口腔软组织发生炎症反应，出现牙龈肿胀与炎症，称为"妊娠期牙龈炎"。怀孕期间摄入糖类增多，胰岛素的分泌量增加，使血糖降低，因而孕妇饮食次数增加，口腔清洁状况不能保证，加上胎盘绒毛膜分泌的激素致使孕妇早期出现呕吐症状，胃酸分泌增加，孕妇牙齿极易被酸蚀而脱钙，进而形成龋齿。此外，对钙、磷等物质的需求更高，以及情绪和生活饮食习惯的变化等，都会使孕妇口腔疾病的发病率上升。

孕妇容易罹患的口腔疾病主要有以下几种：

1. 妊娠期牙龈炎

孕妇内分泌紊乱，口腔卫生状况不佳，容易出现牙龈红肿、出血现象，称妊娠期牙龈炎。国外有调查显示，36%以上的妊娠期妇女患有牙龈炎。部分孕妇孕期在牙龈边缘出现瘤一样的肿块，称妊娠性牙龈瘤，又称妊娠性肉芽肿，常出现在妊娠3~6个月内。

2. 孕期龋齿

怀孕初期，孕妇全身倦怠，妊娠反应严重，有时懒得刷牙、漱口，致胃酸滞留口中，有的孕妇偏爱酸性食物，致使唾液成分改变，这些均易导致牙齿龋坏。妊娠期间，为了给胎儿的牙齿和骨骼发育提供营养，孕妇对钙、磷等物质的需求增加，孕妇体内钙、磷代谢改变，这也是造成龋齿的原因之一。

二、孕妇口腔保健的措施

1. 定期进行口腔健康检查

为减少孕期口腔疾病的发生，孕前应进行 1 次口腔检查，有问题及时解决。此后，一般应每 3 个月检查 1 次，如果自觉有口腔疾病的症状，应随时就诊，及时处理。

2. 加强口腔保健

注意口腔卫生，做到正确刷牙、早晚刷牙、饭后漱口，保持口腔清洁。有研究表明，及时去除孕妇口内牙菌斑，并进行适当的牙周保护，妊娠期牙龈炎的患病率可降至 0.03%。

3. 建立良好的生活习惯

妊娠期间使用药物宜慎重，避免有害因素影响胎儿正常发育。研究表明，妊娠期嗜烟酒将增加胎儿畸形的风险，孕妇酗酒可使胎儿出现面部畸形。

妊娠期妇女最好不用或少用药，必须用药时，应在医师指导下慎重选择药物。一些镇静安眠药和激素会影响胎儿的正常发育，如利眠宁、安定、苯妥英钠、可的松等可引起胎儿唇裂或腭裂；四环素除抑制胎儿生长发育外，可导致胎儿牙胚矿化、变色，形成四环素牙；一些抗生素如庆大霉素、链霉素、卡那霉素则有致畸作用。

4. 注意合理营养

妊娠反应会使孕妇的食欲减退，再加上偏食，孕妇的营养水平降低，抵抗疾病的能力下降。孕妇营养缺乏又会导致胎儿营养不良，既会影响其体格、大脑的发育，也会影响其口腔组织发育，如牙齿钙化不良、釉质发育不全、唇裂或腭裂、出生后易患龋病等。因此，孕妇合理营养对减少胎儿畸形、促进胎儿生长发育极为重要。就牙齿而言，胎儿从 7 周开始形成乳牙胚，5 个月左右形成乳牙牙尖，7 个月左右形成二分之一的乳牙牙冠，到胎儿出生时，20 颗乳牙牙冠几乎全部形成。因此，整个胎儿发育期孕妇都要合理补充营养素，其所需营养物质与正常人一样，但应配合胎儿生长发育不同阶段的需要给予特别补充。例如，在妊娠前 3 个月，孕妇应当多进食优质蛋白质，补充足够的钙、磷和维生素 A 等，以促进胎儿乳牙胚的发育；妊娠中期即妊娠 4~6 个月，应补充足够的钙、磷和与钙代谢有关的维生素 A、D。有资料显示，妊娠前期每日热能需求比未怀孕时多 630 kJ（150 kcal），妊娠后期多 1460 kJ（349 kcal）；铁、钙的每日需求量比未怀孕时多 50% 以上，维生素则多 80%。特别需要强调的是，胎儿在母体内发育 3 个月就形成乳牙胚并开始钙化，恒牙胚也是在母体内形成的。所以，想要孩子的牙齿坚固，孕妇务必在怀孕期间摄入充足的钙、磷和维生素。

第二节　婴儿期至学龄前儿童的口腔保健

婴儿期是指小儿出生后 4 周到 1 岁的阶段，这一阶段乳牙继续矿化，并陆续萌出。同时，恒牙牙胚处于形成和矿化阶段。

幼儿期是指儿童从 1 岁开始至满 3 岁的阶段，该时期颌面部生长发育迅速，经历了乳牙萌出期和乳牙列完成期，完整健康的乳牙列能够发挥正常的咀嚼功能，保障恒牙和颌面部骨骼的正常发育。

学龄前期是儿童长身体的重要时期，也是牙颌系统的快速生长期，经历了乳牙列、混合牙列和年轻恒牙列三个牙列阶段。

有资料显示，1 岁组和 6 岁组儿童的患龋率分别为 8.33% 和 88.70%。因此，婴儿期至学龄前期儿童口腔保健预防的重点是龋齿，主要从以下几方面着手：

一、做好口腔卫生保健工作

在乳牙萌出前，家长就应当经常用消毒纱布蘸温开水给孩子擦洗口腔，以保持口腔清洁。婴儿出生 6 个月后乳牙开始萌出，此时就应开始为婴儿清洁牙齿。方法是成人在手指上缠上消毒纱布，轻轻地擦洗婴儿的每一颗牙齿，或用婴儿手指牙刷给宝宝刷牙，直至 2 岁半左右乳牙出齐。2 岁半到 3 岁时，家长可指导幼儿学会自己刷牙，培养其良好的口腔卫生习惯，但是家长要注意选择适合幼儿的牙刷和牙膏。另外，在进食或喝奶后给幼儿喝少量温开水，代替漱口，帮助洁牙。3~6 岁是儿童心理发育极为重要的时期，但儿童仍不具备独立的自我保健能力，家长要培养儿童形成良好的口腔卫生习惯，掌握刷牙方法，刷牙时可用少量含氟牙膏（黄豆粒大小即可），以去除牙菌斑。最好做到早、晚刷牙，饭后漱口。

二、喂养注意事项

1. 婴儿期

母乳喂养时，要注意喂奶姿势，且应左右轮换，不要压着孩子面部，使其自然放松。若喂奶姿势不良，可引起婴儿上颌前突等畸形，影响婴儿颌面部的生长发育。

母乳喂养是婴儿期的最佳选择，高品质的营养奶粉也是婴儿的重要辅助食品。牛奶应是断奶后首选食物。

咀嚼可对婴儿颌骨产生生理刺激，锻炼肌肉功能，促进牙和骨骼生长，因此，给予孩子可锻炼咀嚼能力的食品是有必要的。例如，出生后 2~3 个月可喂一些菜汤等流质，5 个月后喂一些半流质食物，如稀粥、烂面条、菜泥、蛋黄等。稍大些，可让孩子多吃青菜、水果、粗粮和稍硬的食物。这些食物中不仅含有钙、磷、氟和大量维生素，而且食物纤维在咀嚼过程中对牙面有摩擦和清洗作用，可帮助清洁牙齿。

2. 幼儿期

幼儿期儿童应在饮食上注意以下两点：

（1）控制甜食　糖是牙齿龋坏的"罪魁祸首"，蔗糖含量高的食物应予以控制。对于低龄幼儿，不应给予含蔗糖多的果汁或乳酸饮料。

特别需要提醒的是，幼儿睡前不宜吃甜品、甜的饮料或乳酪。唾液虽有提高 pH 值、清洗牙齿的作用，但睡眠期间唾液的量大为减少，甜食会导致口腔内的 pH 值降低、牙齿的矿化程度降低，长久如此，牙齿就会脱矿而龋坏。

（2）合理间食　间食是指为了满足幼儿的生长发育需要，家长在一日三餐之间为幼儿提供营养成分高、易消化的食物，以促进幼儿的生长发育和牙齿健康。但给予间食应注意：① 一次供给足够分量，避免高频进食。② 随着孩子的年龄增长，间食品种应多样化，可由稀到糊状再进一步到稍干硬的食物，如牛奶、面条、糕点或纤维性食品。③ 间食的同时，给予牛奶、茶水等，避免食物残屑在口腔内滞留。④ 固定时间给予，但睡前及正餐前不能给予。

三、纠正幼儿的不良习惯

1. "奶瓶龋"

长时间使用奶瓶喂养富含蔗糖的乳汁及含糖量高的饮料，容易使婴儿上颌前牙发生广泛性龋坏，称为"奶瓶龋"，这是人工喂养幼儿常见的口腔问题。有些家长过于溺爱孩子或为使孩子不哭闹，每天多次给孩子喂食甜饮料或让孩子叼着奶瓶入睡，这样很容易造成"奶瓶龋"，使上颌前牙和上颌第一乳磨牙形成龋齿，应彻底纠正这些不良习惯。

2. 不良动作

有些幼儿有吸吮手指、吐舌、咬舌、咬嘴唇、咬物或吸吮橡皮奶头，前伸下颌以及用口呼吸等情况，这些均属不良动作，若长期出现会使口腔压力异常，牙齿和颌骨发生错𬌗畸形。例如，长期吮手指可引起前牙开颌、上前牙前突、牙弓狭窄，形成所谓"地包天"或龅牙等畸形；常用上腭前牙咬嘴唇，会引起上腭牙齿向外倾斜；吸吮橡皮奶头，可引起前牙向外突出或开放性咬合的情况；用口呼吸的儿童，嘴唇长时间不能闭合，会松弛变短，对前牙向内的压力减小，而由于受到舌头的推力及呼出气体的向外推力，前牙向外突出，久而久之，就会形成上前牙前突或前牙开𬌗畸形。

3. 其他

不要让孩子躺在床上喝牛奶、喝含糖饮料、吃饼干等，这样对牙齿健康极为不利，特别容易造成牙齿龋坏。

四、定期做口腔健康检查

乳牙萌出前，家长要了解乳牙萌出时间和顺序，如有明显偏离，应到医院检查。比如，孩子超过 1 岁还没有出牙，就应引起注意。乳牙萌出后，也要定期检查牙齿，一般 2 个月左右做 1 次口腔检查，主要查看乳前牙和其他牙齿的牙面、咬合面情况，以及有无牙齿龋坏表现等，一旦发现龋齿，应及时治疗。

第三节　中小学生的口腔保健

中小学生的口腔保健又称学校口腔卫生保健，我国卫生和教育部门多次发文予以强调，说明中小学生时期是口腔卫生保健的重要阶段，学校、家长都要重视。

一、保健的重要时期

1. 牙颌系统的快速发育期

学龄儿童一般是指6~12岁的儿童，通常从6岁开始萌出第一恒磨牙，乳牙与恒牙同时并存，此时称为混合牙列阶段。这一阶段乳牙依次脱落被恒牙替代，直到13~14岁恒牙全部萌出为止。这期间是儿童牙颌系统、颌骨、牙弓发育成长的关键时期，因此，口腔预防保健直接关系到恒牙关系的建立和恒牙列的健康。

2. 龋病、龋齿的高发期

中小学阶段尤其是小学阶段，恒牙易患龋，且患龋率有随年龄增长而增加的趋势，因此这一阶段预防龋病极为重要。需要注意的是，在青少年期第一恒磨牙在恒牙列中患龋率最高，因此要特别注意第一恒磨牙的防龋。此外，乳牙龋齿的防治要引起重视，若乳磨牙发生龋齿，引起根尖周病变，可导致其根尖下方双尖牙牙胚釉质发育不全。由于牙菌斑和牙石的局部刺激，牙龈炎也成为中小学生的常见病，为防止后续发展为牙周炎，这一阶段彻底清除牙菌斑和牙石，保持口腔卫生，对促进牙周组织的健康十分重要。

二、保健的基本内容

1. 学习口腔保健知识

中小学生正处于长身体、长知识的重要时期，口腔健康教育应与学生所接受的其他教育同步进行，让学生掌握口腔保健相关知识，建立"口腔健康"的新概念，为预防口腔疾病、保持口腔健康打下牢固基础。

2. 养成良好的口腔卫生习惯

在混合牙列期，牙列中有松动的乳牙，有刚萌出的恒牙，有的上、下牙的关系和邻近牙的接触关系尚未形成，所以混合牙列期可能会出现各种问题，比如牙齿松动、食物嵌塞或软垢附着、牙齿疼痛、牙龈出血等，这些都给牙齿清洁带来不便。在此期间，让中小学生注意口腔卫生极为重要，应要求中小学生做到正确刷牙、早晚刷牙（睡前刷牙尤为重要）、饭后漱口，同时应选用保健牙刷和含氟牙膏。

3. 纠正口腔卫生不良习惯

中小学生的口腔卫生不良习惯，特别是换牙期的某些不良习惯，是引起牙齿畸形的重要因素，家长要密切注意督促孩子纠正不良习惯。

（1）舔牙　儿童常会用舌头舔松动的乳牙或刚萌出的恒牙，舌对牙齿的唇向作用力增加，使牙弓内外的受力不平衡，前牙向唇侧倾斜，引起前牙开𬌗。若儿童将舌尖置于上下牙之间，还会妨碍恒牙的萌出，形成局部开𬌗、下颌前突甚至反𬌗。

（2）咬嘴唇　儿童用上颌牙咬下嘴唇，可导致上颌牙向外伸出，下颌牙拥挤，下颌后缩而露齿。

（3）咬物　咬铅笔、筷子，或把铅笔芯插入齿缝，会引起前牙开𬌗或前牙移位。

（4）咬指甲、衣袖　前牙向外突出，有形成"龅牙"畸形的可能。

（5）口呼吸　有些儿童由于鼻腔的病症而鼻道不通，改用口呼吸而成为习惯。气压的关系使上颌牙弓高耸狭窄，致上颌牙向前伸展、下颌颏部向后退缩，从而形成上颌前突。

（6）托腮　长期托一侧腮或将肘、拳枕于一侧脸下，会使牙弓和颜面发育不对称。

4. 合理饮食

合理营养，精粗搭配，少吃零食，特别是糖类及甜饮料，以及易黏牙的精细糕点等，对保持口腔清洁、预防牙病有重要作用。

5. 预防龋病与牙龈炎症

牙齿咬合面的间隙、窝沟是龋坏的易感部位，及时用复合树脂进行窝沟封闭，可达到预防龋坏的目的。通常可在 6 岁时涂布第一恒磨牙，12 岁时涂布第二恒磨牙。在牙科医师的指导下，应用合适的氟化物是预防儿童龋病的另一种有效方法。

6. 定期进行口腔检查

6~10 岁儿童每隔半年检查一次口腔情况，12 岁以上儿童可每年检查一次口腔情况，做到早期发现、及时处理。

第四节　老年人的口腔保健

一、老年人的口腔特征

随着年龄的增长，老年人的口腔特征主要表现为口腔骨组织、黏膜组织生理功能老化、修复能力减弱、弹性降低以及分泌功能减退等，相伴而生的口腔问题包括：

① 适应环境的能力下降，牙釉质磨损，牙釉质隐裂增加。

② 牙本质弹性下降、小管变细，继发性牙本质增加，形成矿化度较高的牙本质。

③ 牙髓变化，牙髓毛细血管减少，牙髓鞘消失，组织纤维化。

④ 牙龈萎缩、牙周膜钙化、牙龈与牙周附着水平即牙周袋明显丧失，牙缝增宽，严重时造成牙颈部外露。

⑤ 口腔唾液腺萎缩、纤维性增生，唾液分泌量减少。

二、老年人常见的口腔疾病

1. 龋病

牙釉质磨耗后，牙本质外露，致龋菌进入牙本质小管可引起牙本质龋坏；牙齿磨损，可出现食物嵌塞现象而引起牙齿龋坏；中老年人的牙间隙逐渐变大，可出现水平型食物嵌塞，在牙颈部或牙颈部以下的牙根面发生根面龋；口腔唾液分泌量下降，不利于冲洗食物残屑，增加牙齿龋坏的概率，尤其是根面龋。老年人牙周不健康率达99%、牙龈萎缩率达97%。牙周病的一个严重后果就是牙龈萎缩，牙齿根部外露，容易发生根面龋，其主要原因是：① 牙根部的矿化程度和硬度比牙冠低。② 牙根和牙冠的组织结构不同，牙根多孔，而牙冠致密。③ 牙根的抗酸能力比牙冠弱，所以细菌产生的酸性物质更易渗透到牙根部，腐蚀牙根，使其暴露，诱发根面龋。

2. 牙周萎缩、楔状缺损

楔状缺损是指牙颈部硬组织缓慢消耗所致的缺损。牙周组织萎缩是衰老的象征之一。牙周组织萎缩导致牙根颈外露，易受机械损伤，且颈部的牙骨质抗酸能力较低，常会导致酸蚀症或牙颈部缺损。

3. 口腔黏膜病

随着年龄的增大，老年人口腔黏膜上皮角化、厚度增加；若长期吸烟或进食辛辣等刺激性食物，易引起多种口腔黏膜病，如创伤性溃疡、萎缩性舌炎、口角炎、扁平苔藓、口腔白斑、义齿性口炎等。

三、老年人的口腔保健措施

针对老年群体的口腔状况及口腔疾病发病特点，口腔保健措施归纳如下：

1. 注意口腔卫生

早晚刷牙，饭后漱口是老年人保持口腔卫生的重要措施之一。老年人唾液分泌量减少，不利于冲刷食物残渣，牙齿缺失，齿缝变大，容易嵌塞，因此，勤刷牙，仔细刷牙，对洁齿防龋大有益处。刷牙时应选用老年人或成人用保健牙刷，并选用含氟牙膏，以防根面龋。老年人若坚持每餐之后用清水或茶水漱口，防龋更为有效。

2. 剔牙

老年人牙缝变宽、牙齿稀松，光靠刷牙还不足以清洁牙齿，使用牙签、牙线洁牙，有利于去除牙齿邻面与根面的牙菌斑和软垢。用牙签剔牙时，应顺着牙缝的两个牙面缓慢滑动，不要用力过猛过快，避免引起牙龈出血。

3. 注意保护基牙

基牙既有稳固义齿的功能，又可承受额外的咀嚼力。保护基牙的主要方法是认真仔细刷牙，尤其是清洁牙齿邻面。

4. 注意饮食与营养

营养对于老年人来说相当重要，老年人在内外各种因素的影响下，容易营养不良，因此，合理膳食，加强营养，不仅是增强体质的需要，也是促进口腔健康的要求。除了保证足够的糖类、蛋白质外，增加足量的钙、铁等无机盐，以及维生素 A、B_1、B_2、C、D 的摄入量对于老年人很有必要，且随着年龄的增长应该相应地增加补入量。

5. 进行健齿锻炼

锻炼可以强身健体，同样也可健齿。我国自古以来就流传牙齿保健功、叩齿等，且其是实用有效的护齿健齿方法。健齿锻炼的方法主要有三种，一是叩齿，二是干漱，三是按摩牙龈。

（1）叩齿　每天早晨起床后和晚上睡觉前轻轻地叩齿，能起到健齿、固齿的作用。

（2）干漱　在口中没有食物的时候咬紧牙齿，并且用两侧的腮帮进行活动，活动几十次左右，直到口腔当中出现大量的唾液堆积为止。在唾液满的时候直接吞咽，能够起到清洁口腔、健齿的效果，防止细菌在牙齿上滋生并缓慢繁殖的情况发生。

（3）按摩牙龈　按摩上牙龈时，将干净中指（或食指）置于牙龈黏膜上，自牙根向牙冠方向上下按摩，再沿牙龈水平方向前后揉动 10~20 次，用同样的方法按摩牙龈 10~20 次；舌侧牙龈亦可用上述方法按摩。按摩牙龈可改善血液循环，使牙龈上皮增厚、角化增强。

6. 纠正不良习惯

戒除烟酒嗜好，避免食用强刺激性的食物，不要用牙齿咬硬物或开瓶盖，以防牙齿折裂；在进食时，应细嚼慢咽，避免损伤口腔黏膜。

7. 定期进行口腔检查

由于老年人口腔卫生状况普遍较差，口腔功能降低，且口腔疾病发展速度快，因此要定期进行口腔检查，一旦发现疾病，及时治疗。专家认为，老年人应每半年至一年检查口腔一次，最少也应每年一次。

8. 及时进行口腔功能康复

康复口腔功能有两层意思：其一是指老年人的口腔常有牙齿缺失、松动等现象，要保持余牙的健康，使其发挥应有的功能，譬如仔细刷牙、剔齿、定期洁治，避免牙病再次发生；其二是指要尽早拔除缺失或松动的牙并修复、镶嵌假牙，使其处于功能状态。要注意保护假牙，每餐饭后要洗刷干净，睡前摘下，浸泡于清水中以防变形，对已修复的假牙，要定期检查，及时修改调整；久戴假牙常有不适，要请医师检查处理或重新更换假牙。如果不认真维护假牙，不按牙医的指示戴假牙，很容易发生损坏、变形、折裂、恶臭、不雅观等情况。

四、老年人口腔保健的误区

误区一：老年人掉牙是必然的。其实，绝大多数老人牙齿脱落或被拔出，是由于自己对牙病不重视，如早期牙周病不治疗，初龋不补，就会造成"小洞不补，大洞吃苦""早期不治，晚期拔牙"的后果。牙齿龋洞的存在会影响咀嚼功能，若不能将食物研磨成食糜，则势必增加胃肠道负担，引起消化功能紊乱，影响营养的吸收。如果早期积极防治，及时填补龋洞，老年人同样也可拥有一副健康的牙齿。

误区二：牙痛不是病。受"牙痛不是病"错误观念的影响，有些老年人对自己嘴里已存在的病牙或病灶牙，如残冠、残根等对人体健康的危害不了解，也不在乎，以为还能凑合使用，故不处理，能拖则拖。殊不知，这些慢性牙周炎，残冠、残根的尖锐边缘，长期刺激、损伤舌缘或唇、颊黏膜，轻则感染发炎，重则导致口腔癌。调查表明，45%的口腔癌（舌癌、颊黏膜癌等）是由残根、残冠等不良刺激物诱发的。

误区三：缺牙不镶牙。"缺牙不镶牙""装不装假牙无所谓"是相当一部分老年人常有的想法，他们认为"老年人缺牙是常事，已年过花甲，还镶什么牙"。其实，老年人缺牙后的影响是很大的，例如，前牙缺失，对咬切食物、语言有影响；后牙缺失，影响咀嚼功能，且两侧邻牙向缺牙空隙处倾斜，会造成咬合紊乱。长期缺牙，失去咀嚼功能，会导致消化不良、营养缺乏、抵抗力下降，严重影响健康。

老年人应消除各种陈旧观念，树立科学护理口腔和医治口腔疾病的理念，加强口腔自我保健意识，做到口腔保健与全身保健并重，无病保健，有病早治。

第四章　常见口腔问题的防治

第一节　唾液与口腔健康

一、口腔的唾液腺

唾液腺又称涎腺。人体有三对大唾液腺，即腮腺、下颌下腺和舌下腺，还有许多散在分布于唇、舌、颊、腭的小唾液腺。根据腺泡结构和分泌物的性质，唾液腺分为浆液性腺、黏液性腺和混合性腺。腮腺为浆液性腺，下颌下腺为混合性腺，舌下腺为黏液性腺，小唾液腺大多为黏液性腺。

唾液的成分相当复杂，由水、唾液酸、抗体、蛋白质、无机盐、碳酸钙、磷酸钙、碳酸钠、磷酸镁、氯化钾、生长激素等组成。

二、唾液的功能

（1）润滑功能　唾液中的蛋白质可润滑口腔黏膜表面，有利于舌的自由运动，同时又能湿润食物，以利于吞咽。

（2）免疫功能　唾液中的淀粉酶可对食物中的淀粉进行初步消化；唾液中的免疫球蛋白对病原菌和病毒有抗体活性，因而对牙齿和牙龈黏膜有一定的保护作用。

（3）缓冲作用　在正常情况下，维持唾液 pH 值的物质是唾液中的缓冲对。缓冲对的缓冲力主要来自唾液中的碳酸-重碳酸盐、磷酸盐、蛋白质和氨等，其中，碳酸-重碳酸盐的比值对维持唾液的酸碱度起主要作用。

（4）自洁作用　充分的唾液分泌对牙齿有机械冲洗作用，可减少菌斑的形成，增强牙齿的抗龋能力。

第二节　口臭及其防治

一、口臭的原因及分类

口臭是指呼吸时口腔发出的不良气味，是影响人们进行正常社会交往和造成心理障碍的原因之一。口臭可分为真性口臭、假性口臭和口臭恐惧症，后两类患者所抱怨的口臭实际并不存在。真性口臭又分为生理性口臭和病理性口臭，以及其他因素引起的口臭。

1. 生理性口臭

正常口腔的生理气味一般难以觉察，在颊舌运动量小、基础代谢率低、唾液分泌量减少、口腔自洁作用受限制时，食物残渣和脱落的上皮细胞容易腐败而产生不良气味。如睡眠后口腔容易出现异味，但这种异味持续时间短，经正确的口腔卫生措施可以很快消失，这些异味来源于舌背后部。口腔内部的腐败过程所产生的异味由非病理状态所致。

2. 病理性口臭

病理性口臭是指疾病、病理状态或口腔组织异常所致的口臭，可分为口源性口臭和非口源性口臭。鉴别两者最简单的方法是，闭口后如有异味从鼻腔内呼出为非口源性口臭；反之为口源性口臭。

（1）口源性口臭　口腔是口臭的主要来源，绝大多数口臭是由口腔局部因素引起的。口源性口臭占口臭总体的80%～90%，主要由厌氧菌引起。口腔微生物通过腐败作用消化口腔内的滞留物质产生挥发性硫化物。口腔气味的主要成分是硫化氢、甲基硫醇。口腔卫生状态欠佳，菌斑、牙结石大量堆积，牙龈炎、龋病的存在是口臭的常见病因；口腔癌变可产生迅速发展并持续加重的口臭；各种原因引起的口腔干燥症由于唾液的流率下降，可增强腐败作用而引起口臭；舌苔的病理性改变也可引起口臭。

（2）非口源性口臭　上呼吸道来源的口臭可发生在患慢性

上额窦炎、鼻阻塞、鼻咽脓肿、喉癌时；下呼吸道来源的口臭可由支气管炎、支气管扩张、肺炎、肺脓肿、肺癌等引起。血液携带来源的口臭，恶臭挥发性物质可从全身各个部位进入血液中，经血液带往肺泡并随气体交换呼出。血液携带来源的口臭主要发生在患系统性疾病、代谢紊乱或药物作用时。引起此类口臭的主要成分为二甲基硫化物。某些食物如大葱、洋葱和一些辛辣的调味品代谢后也可经血液带往肺部导致出现短暂的口臭。女性月经期吸烟等也可出现口臭。

二、口臭的防治

口臭的防治应针对病因进行，并遵循一定的原则防治不同类型的口臭。

一般情况下，非口源性口臭在原发病灶得到控制后即能缓解。在治疗时，口源性口臭应查找口臭的原因，并对患者进行口腔卫生指导，重点强调自我保健，以改善个体的口腔卫生状况。这是治疗口臭的基本方法，可治疗各类口源性口臭。查找口臭的原因并对患者进行口腔卫生指导的主要内容包括舌的清洁、菌斑和牙结石去除、牙刷和牙线的使用、漱口液和牙膏的选择，以及定期口腔检查和治疗。

1. 舌清洁

由于生理性口臭主要发生上舌背后部，所以口腔的治疗需要进行舌部清洁。舌苔由脱落上皮细胞、血细胞和细菌组成，它们共同产生挥发性硫化物可致口臭，因此，口臭治疗需进行舌部清洁。清洁舌有助于改善口臭。常规有效的口腔卫生措施如刷牙、使用牙线、漱口等，特别是结合使用舌刷清洁舌背部能明显改善口臭。

2. 漱口

使用漱口液是治疗口臭的常有方法。漱口液能明显减少挥发性硫化物的产生。漱口液改善口臭的机制有机械清洗作用、掩盖异味作用、杀菌作用、拮抗异味物的产生等。

刷牙和使用牙线有助于保持良好的口腔卫生状况，对口臭患者进行定期检查也是口腔卫生保健的有效方法。

第三节　磨牙症

睡眠时有习惯性磨牙或白昼也有无意识的磨牙习惯，称为磨牙症。磨牙症是咀嚼系统的一种功能异常运动。

一、磨牙症的病因

（1）精神因素　情绪紧张是磨牙症最常见的发病因素。患者难以及时发泄惧怕、愤怒、抵触等情绪时，这些情绪便被隐藏在潜意识中，但能周期性地通过各种方式表现出来，夜磨牙症就是表现方式之一。

（2）咬合因素　被认为是磨牙症的另一个主要诱发因素。正中关系与正中𬌗之间的早接触是最常见的磨牙症始动因素，侧向𬌗早接触则为另一因素。

（3）全身因素　磨牙症的全身因素有寄生虫、血压改变、遗传因素、缺钙以及胃肠功能紊乱等。

二、磨牙症的治疗

（1）去除致病因素　特别是消除心理因素和局部因素，以缓解紧张情绪；进行自我暗示，以进行放松肌肉的锻炼。

（2）𬌗板的应用　其目的有三：隔断𬌗干扰始动因素；降低颌骨肌张力和肌电活动；保护牙免受磨损。目的不同，𬌗板的设计也不尽相同。

（3）修复治疗　为磨牙症患者做修复时，不仅要使𬌗关系良好，还要尽量达到理想𬌗，使正中𬌗与正中关系一致，前伸𬌗和侧向𬌗有平衡接触。

（4）调磨咬合　戴用𬌗板显效后，可以检查咬合情况，分次调磨。

参 考 文 献

［1］张志愿. 口腔科学［M］. 北京：人民卫生出版社，2005.

［2］杨是，石四箴. 口腔预防医学及儿童口腔医学［M］. 北京：人民卫生出版社，1995.

［3］马轩祥. 口腔修复学［M］. 北京：人民卫生出版社，2006.

［4］傅民魁. 口腔正畸学［M］. 北京：人民卫生出版社，1996.

［5］林珠. 颌面畸形诊断与治疗［M］. 西安：世界图书出版公司，2003.

［6］赵民朝，侯晓薇，赵华平. 袖珍口腔科手册［M］. 石家庄：河北科学技术出版社，2000.

［7］李青奕. 口腔保健指南［M］. 北京：金盾出版社，2004.

［8］孙万华. 新编口腔科诊疗手册［M］. 北京：金盾出版社，1999.

［9］李秉琦. 口腔黏膜病学［M］. 北京：人民卫生出版社，2003.

［10］林梅，李龙江. 口腔感染疾病诊疗常规［M］. 天津：科学技术出版社，2004.